Rezepte *für ein gesundes* Herz

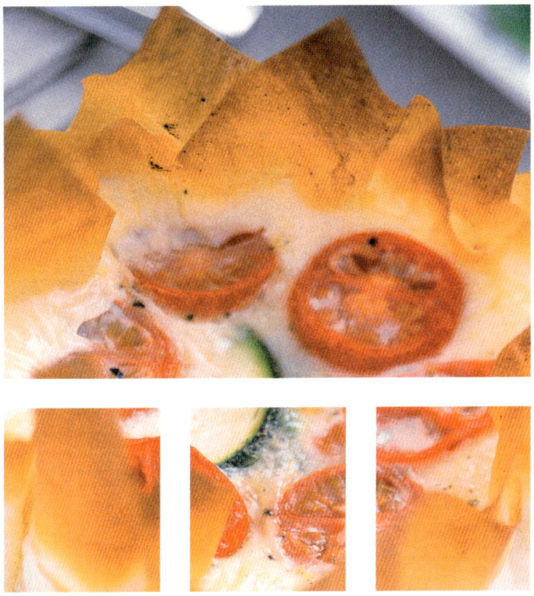

DAWN STOCK

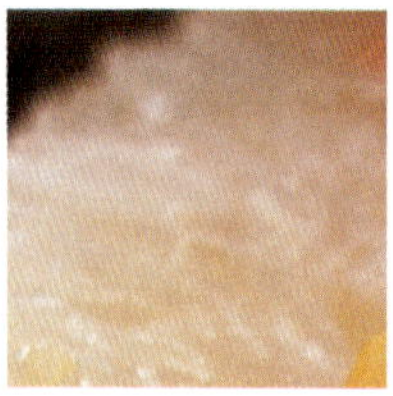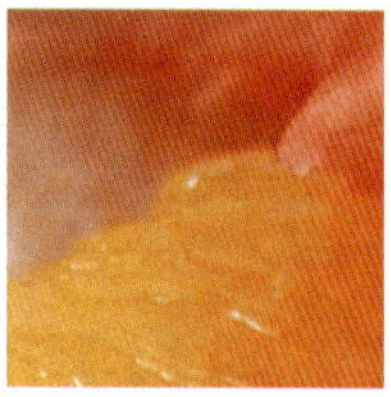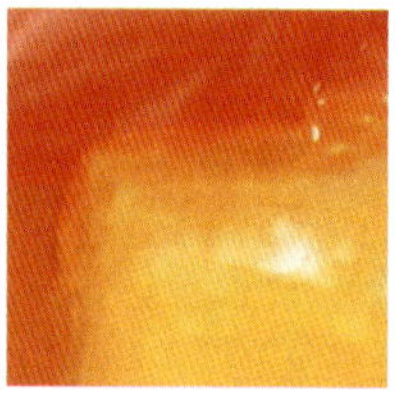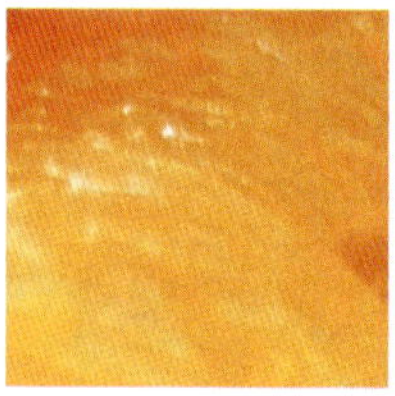

Entwurf und Realisation: The Bridgewater Book Company Ltd.
Nährwertangaben: *Charlotte Watts*
Fotos: *Clive Bozzard-Hill*
Ökotrophologin: *Philippa Vanstone*
Food-Stylist: *Angela Macfarlane*

Der Verlag dankt folgenden Firmen für Leihgaben: *Dartington Crystal, Marlux Mills, Maxwell & Williams, Lifestyle Collections, Viners & Oneida, Typhoon* und *John Lewis*.

Queen Street House
4 Queen Street
Bath BA1 1HE, UK

Übersetzung aus dem Englischen: Melanie Schirdewahn, Köln
Satz und Projektmanagement: Regine Ermert, Köln
Koordination: trans texas Publishing Services GmbH, Köln

ISBN 10: 1-40547-856-X
ISBN 13: 978-1-40547-856-4

Printed in China

HINWEISE FÜR DEN LESER

Bei Kartoffeln und Gemüse kaufen Sie bitte mittelgroße Exemplare. Mit Pfeffer ist schwarzer Pfeffer, frisch in der Mühle gemahlen, gemeint. Die Milch sollte fettarm oder entrahmt sein, um den Fettanteil im Gericht zu verringern. Bei allen Rezepten wurden in Übereinstimmung mit den Richtlinien für gesundes Essen fett- oder zuckerreduzierte Waren verwendet. Diese sind jedoch nicht ebenso lang wie ihre fett- oder zuckerreicheren Varianten haltbar.

In manchen Rezepten wird Brühe verwendet. Brühwürfel oder gekörnte Brühe können sehr salzhaltig sein, salzen Sie daher nicht nach. Wenn Sie Brühe selbst herstellen, achten Sie auf einen minimalen Fett- und Salzgehalt. Dünsten Sie das Gemüse nie vor dem Kochen der Brühe, sondern garen Sie Gemüse, Kräuter, Fleisch, Geflügel oder Fisch in Wasser und seihen dann ab. Fleisch- und Geflügelbrühe sollte abgekühlt zunächst in den Kühlschrank gestellt werden, damit sich das Fett absetzt, fest wird und einfach abgeschöpft werden kann. So wird der Gehalt an gesättigtem Fett reduziert. Selbstgemachte Brühe sollte im Kühlschrank aufbewahrt innerhalb von zwei Tagen verzehrt werden oder aber mit Datum versehen in handlichen Portionen eingefroren werden.

Sie sollten den Backofen immer auf die angegebene Temperatur vorheizen. Bei einem Umluftherd lesen Sie bitte vor der Einstellung von Temperatur und Zeit die Gebrauchsanweisung.

Die Nährwertangaben beziehen sich auf jeweils eine Portion oder aber eine Scheibe (zum Beispiel bei Brot). Die Zutaten für den Serviervorschlag sind nicht inbegriffen. Bei einer großen Zahl von Portionen zeigen die Angaben einen Mittelwert an. Kalorien werden in kcal (Kilokalorien) angegeben. Der Kohlenhydratwert beinhaltet sowohl Stärke als auch Zucker, wobei der Zuckerwert noch einmal separat aufgeführt ist. Der Fettwert bezeichnet ebenfalls den gesamten Fettinhalt, wobei der Anteil an gesättigtem Fett gesondert aufgeführt ist.

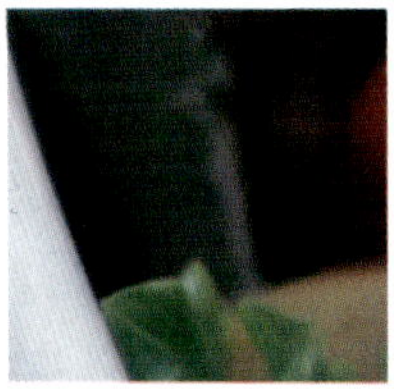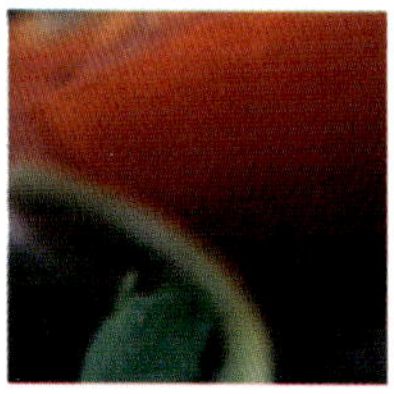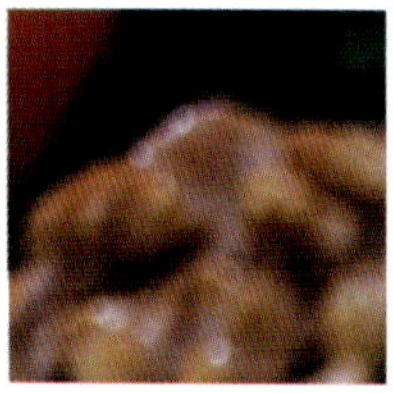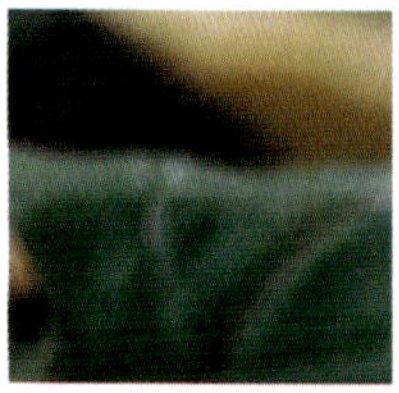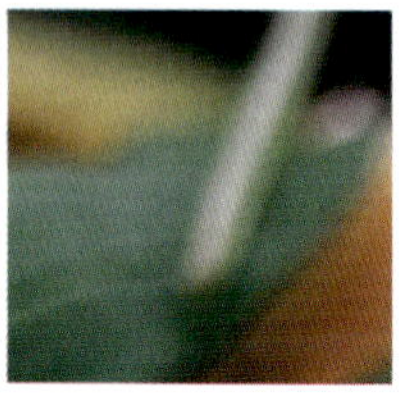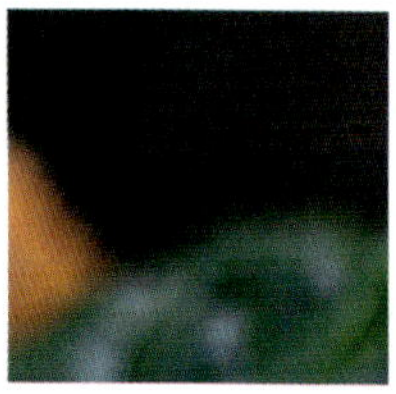

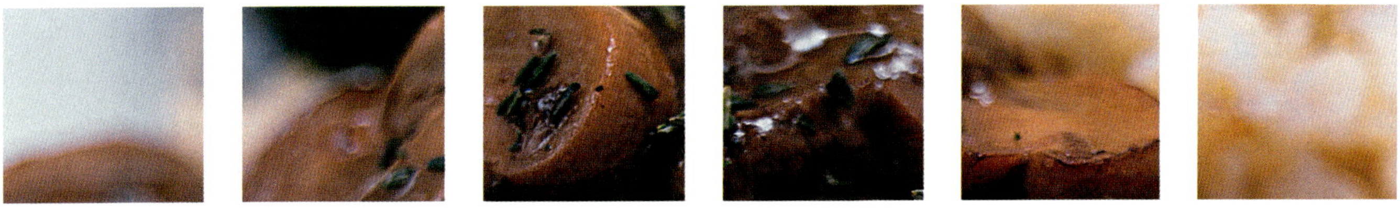

Inhalt

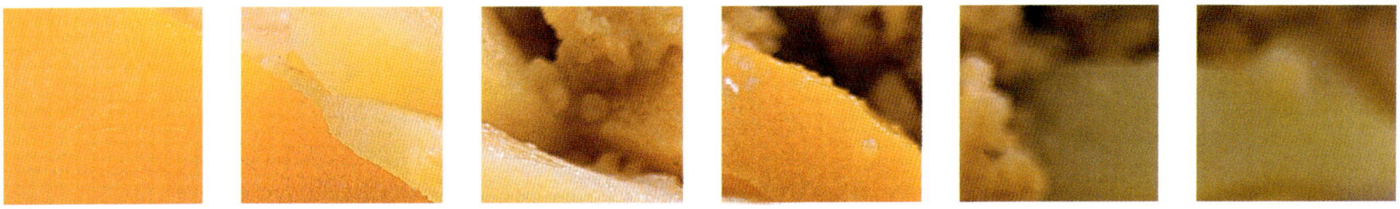

Einleitung

Drei Milliarden Mal schlägt Ihr Herz im Verlauf Ihres Lebens und pumpt dabei etwa 250 Millionen Liter Blut durch Ihren Körper – eine Leistung, die wir als selbstverständlich hinnehmen, solange unser Lebensmotor einwandfrei funktioniert. Aber es es gibt vieles, womit wir ihn schädigen können: eine ungesunde Ernährung, Bewegungsmangel, Rauchen, Stress. Ein gesundes Herz ist jedoch die Voraussetzung für ein gesundes Leben – gönnen Sie darum dem Zustand Ihres Herzens alle gebührende Aufmerksamkeit.

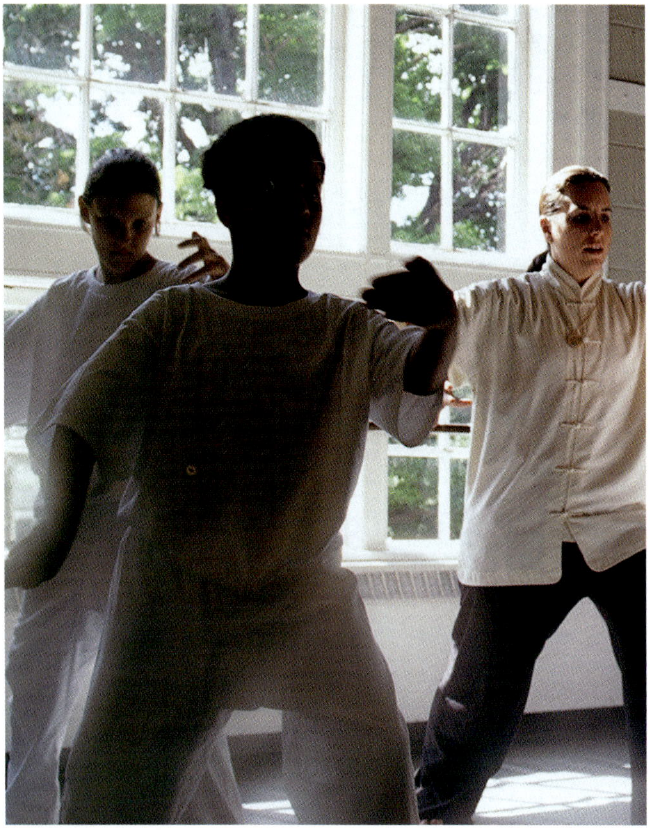

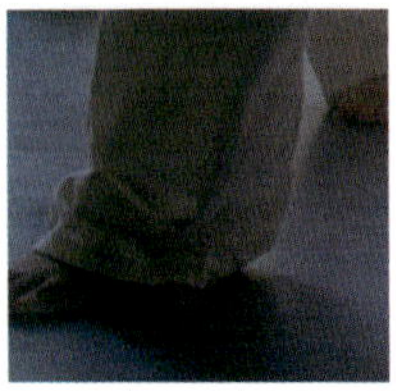

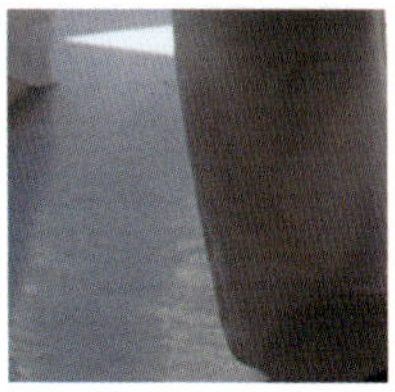

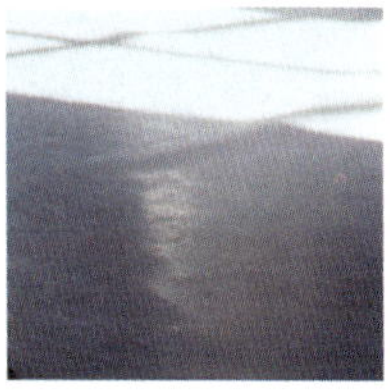

Kein Aktionismus bei Diät und Sport

Bevor Sie sich Hals über Kopf in irgendeine Diät stürzen, sollten Sie Ihren Hausarzt konsultieren – besonders, wenn Sie erst vor kurzem krank gewesen sind, das eine oder andere Nahrungsmittel nicht vertragen, Medikamente einnehmen, schon älter oder aber schwanger bzw. in der Stillphase sind.

Auch wenn Sie beschließen, regelmäßig Sport zu treiben, sollten Sie sich von Ihrem Arzt beraten lassen – insbesondere, wenn Sie sich nicht ganz gesund fühlen, an Erkrankungen der Atemwege wie Asthma oder Bronchitis oder aber an Herzerkrankungen, hohem Blutdruck, Rückenproblemen, Gelenkschmerzen oder Arthrose leiden. Gleiches gilt, wenn Sie kürzlich krank waren oder operiert worden sind.

Eine zunehmende Zahl von Deutschen leidet an Übergewicht. Viele ernähren sich zu fett-, zucker- und salzreich und haben zu wenig Bewegung. Kombiniert mit Stress, Rauchen und übermäßigem Alkoholgenuss setzt das den Körper generell und das Herz im besonderen einer extremen Belastung aus.

Es ist nie zu spät, um ungesunde Lebensgewohnheiten abzulegen. Die köstlichen Rezepte in diesem Buch können Ihnen helfen, Ihre Ernährung auf einen herzfreundlichen Weg zu bringen. Reduzieren Sie den Genuss von gesättigten Fettsäuren, Zucker und Salz und nehmen Sie mehr Obst, Gemüse und Ballaststoffe zu sich. Und auch wenn Sie nur einzelne Anstöße in die Tat umsetzen – Sie werden rasch positive Effekte spüren.

Ein weiteres Argument: Ihre neue Ernährungsweise schränkt Sie keineswegs ein. So müssen Sie nach einer Einladung zu einem sehr kalorien- und fettreichen Essen nicht gleich ein schlechtes Gewissen haben. Essen Sie einfach in den folgenden Tagen wieder bewusster und achten Sie darauf, dass insgesamt die gesunden Mahlzeiten überwiegen.

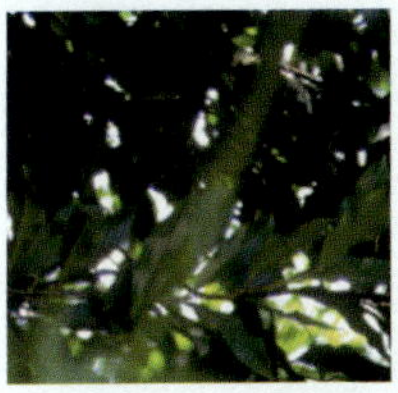
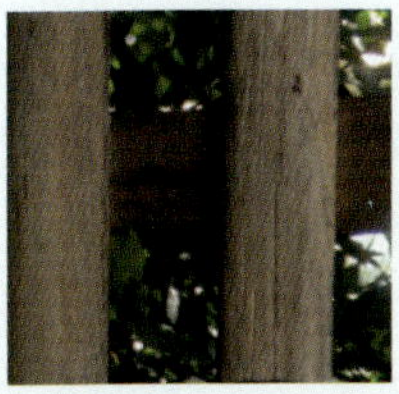
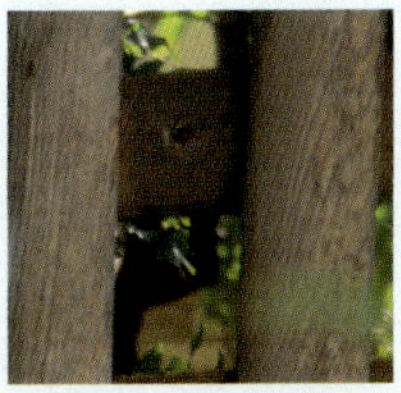

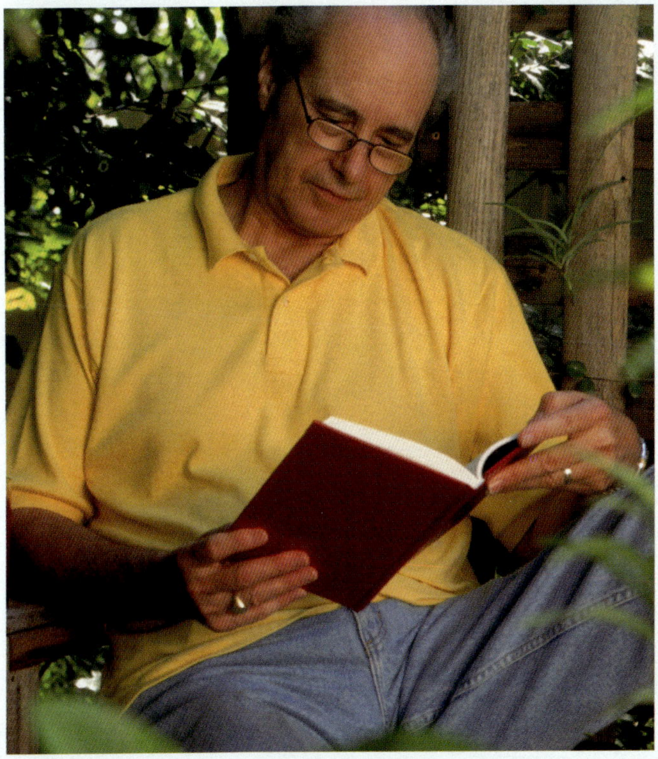

Tatort Herz

Herz-Kreislauf-Erkrankungen wie Arterienverkalkung und Bluthochdruck sowie Herzerkrankungen wie Herzinfarkt und Herzschwäche sind die häufigsten Todesursachen in der Bundesrepublik Deutschland. Unter den etwa 280 000 Herzinfarktpatienten pro Jahr sind seit einiger Zeit in vermehrtem Maße auch Frauen zu finden, da unter ihnen ebenfalls die Zahl derer wächst, die rauchen, ungesund essen, zu viel Alkohol trinken und sich zu wenig bewegen.

Natürlich gibt es auch Faktoren, auf die man keinen Einfluss hat, z. B. eine erbliche Vorbelastung für Herzkrankheiten oder aber Diabetes. Ein weiterer Faktor ist das Altern. Durch gesunde Kost, mehr Bewegung und weniger Nikotin kann das Risiko einer Herzerkrankung jedoch gesenkt werden.

Erfolgreich vorbeugen

So können Sie das Risiko einer koronaren Herzerkrankung erfolgreich senken:

- Übergewicht vermeiden.
- Weniger gesättigte Fettsäuren verzehren.
- Täglich fünf Portionen Obst und Gemüse essen.
- Weniger salzhaltige Lebensmittel verwenden und beim Kochen kein Salz zugeben.
- Weniger Süßigkeiten und zuckerhaltige Getränke zu sich nehmen.
- Alkohol nur in kleinen Mengen trinken und die empfohlenen Grenzwerte nicht regelmäßig überschreiten (siehe Seite 10).
- Nicht rauchen.
- Sich regelmäßig bewegen – drei Stunden pro Woche sollen die Herzkranzgefäße stärken.
- Stress reduzieren und lernen, sich zu entspannen.
- Sich gesund ernähren, um das schädliche LDL-Cholesterin zu senken.

Eine gesunde ausgewogene Kost senkt das Risiko von koronaren Herzkrankheiten und

- hilft Ihnen, abzunehmen oder das Gewicht zu halten, um die Belastung für Ihr Herz zu senken;
- hilft bei der Senkung des Cholesterinspiegels;
- senkt den Blutdruck;
- beugt Fettablagerungen in den Blutgefäßen und damit der gefährlichen Arterienverkalkung vor;
- beugt auch Thrombosen vor, die zu Herzinfarkten und Schlaganfällen führen können;
- erhöht Ihre Chance beträchtlich, einen Herzinfarkt zu überleben!

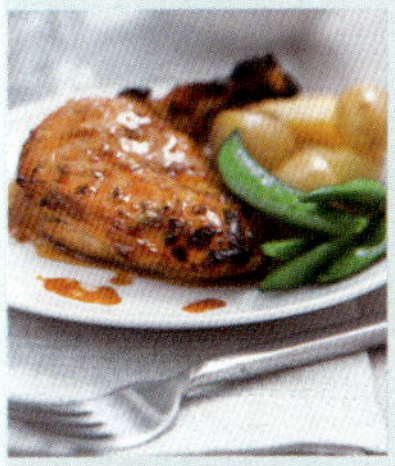
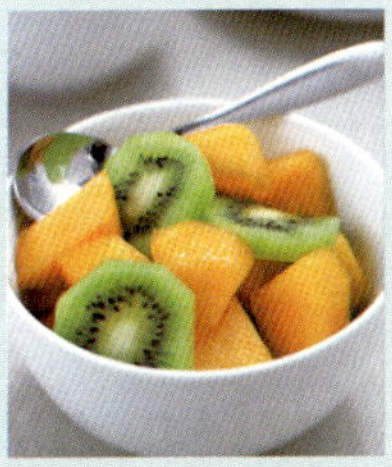
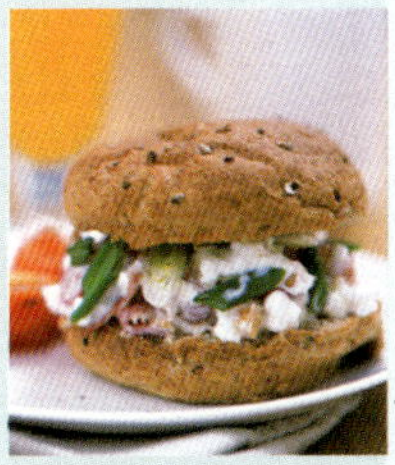

Der Weg zu einem gesunden Herzen

Wenn Sie die folgenden einfachen Richtlinien beachten, sind Sie schon auf dem Weg zu einer gesunden Ernährung und einem starken Herzen.

Übergewicht reduzieren

Übergewicht setzt den gesamten Körper einer großen Belastung aus, insbesondere die Gelenke und Organe, vor allem das Herz. Übergewicht kann außerdem zu erhöhtem Blutdruck, einem erhöhten Wert an schädlichem LDL-Cholesterin und damit zu einem höheren Risiko von koronaren Herzerkrankungen führen. Eine fettärmere Kost ist der erste Schritt, um die Pfunde purzeln zu lassen – besprechen Sie jedoch jede Ernährungsumstellung immer mit Ihrem Arzt. Womöglich müssen Sie gar nicht abnehmen, wohl aber den Fettanteil in Ihrer Nahrung reduzieren – dabei müssen Sie jedoch die „verlorenen“ Kalorien durch den Verzehr von stärkehaltigen Lebensmitteln ausgleichen. Lesen Sie hierzu auch Seite 8.

Gesättigte Fettsäuren und gehärtete Fette möglichst meiden

Zwar benötigt der Körper kleine Mengen Fett, um essenzielle Vitamine und Fettsäuren aufzubauen, die er aus sich heraus nicht bilden kann. Die meisten Menschen nehmen jedoch zu viele falsche Fette zu sich. Fett ist nämlich nicht gleich Fett. Es gibt die so genannten gesättigten und die ungesättigten Fettsäuren. Die ungesättigten werden wiederum in einfach und mehrfach ungesättigte unterschieden.

Lebensmittel mit gesättigten Fettsäuren sollte man nur in geringem Maße verzehren, denn sie erhöhen den Cholesterinspiegel mehr als jedes andere Nahrungsmittel und steigern damit auch das Risiko einer Arterienverkalkung. Verengte Arterien aber begünstigen Herzinfarkte und Schlaganfälle. Gesättigte Fettsäuren finden sich vor allem in Milchprodukten wie Butter, Käse, Joghurt, Sahne, Milch, aber auch in Fleisch und sogar in einigen Pflanzenfetten wie Kokos- und Palmkernfett

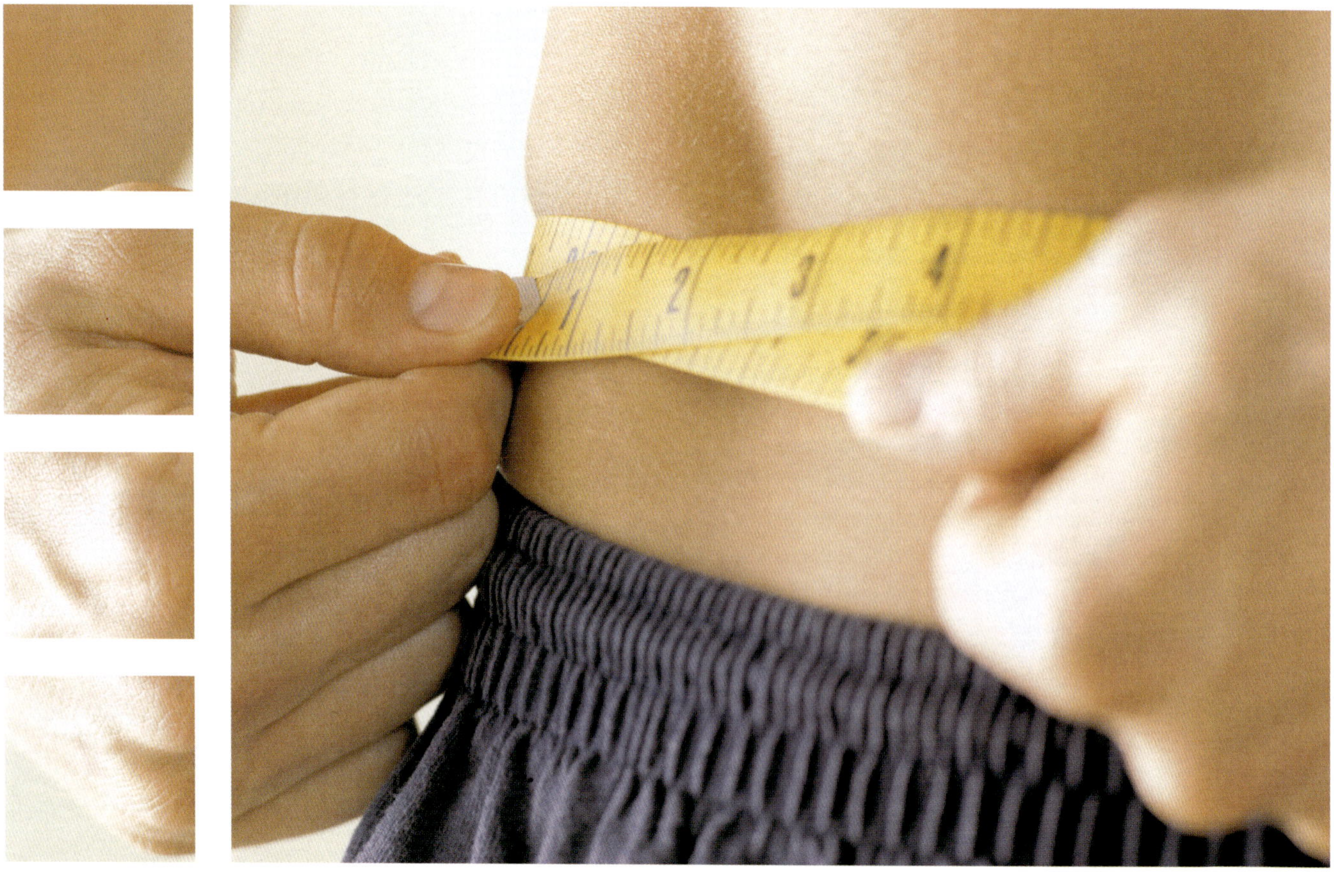

Rätselhaftes Cholesterin

Cholesterin wird sowohl über die Nahrung aufgenommen als auch im Körper selbst (vor allem in der Leber) gebildet. Es ist ein wichtiger Bestandteil der Zellmembranen. Ist der Cholesterinwert im Blut konstant erhöht, vergrößert sich das Risiko von koronaren Herzerkrankungen, Diabetes, Schlaganfällen und Osteoporose. Cholesterin wird im Blut von Proteinen, den so genannten Lipoproteinen, zu den Zellen transportiert. Ärzte sprechen gern vom „schlechten" Cholesterin (LDL – low density lipoprotein), das aus der Leber ins Blut befördert wird, und vom „gutem" Cholesterin (HDL – high density lipoprotein), das aus dem Blut in die Leber gelangt und vor Herzerkrankungen schützt. Der Wert von LDL im Blut sollte niedrig sein, der von HDL hoch. Früher strich man cholesterinhaltige Lebensmittel wie Eier, Leber und Nieren rigoros vom Speiseplan, heute setzt man eher auf eine Kost, die generell arm an gesättigten Fettsäuren ist und eine gesunde Balance zwischen LDL- und HDL-Cholesterin erreicht.

sowie in gehärteter Margarine, außerdem „verstecken" sie sich in Kuchen, Gebäck und Schokolade.

Einfach oder mehrfach ungesättigte Fettsäuren spielen in der gesunden Ernährung eine kaum zu überschätzende Rolle, denn sie helfen den „schlechten" LDL-Cholesterinwert zu senken und damit das Herz vital zu erhalten. Man unterscheidet zwei Arten von mehrfach ungesättigten Fettsäuren: Omega-6-Fettsäuren, die z. B. in Pflanzensamenölen wie Sonnenblumen- oder Sojaöl zu finden sind, und Omega-3-Fettsäuren, die überwiegend in fettreichen Fischsorten vorkommen (siehe Seite 9). Indem einfach ungesättigte Fettsäuren den schädlichen LDL-Cholesterinwert senken, sorgen sie für einen insgesamt ausgeglichenen Cholesterinspiegel. Sie sind vor allem in Olivenöl, Avocados und Nüssen enthalten, auf die Sie darum in den Rezepten dieses Buchs oft stoßen werden. Traditionell sehr fettreiche Gerichte stellen wir Ihnen in gesunden fettarmen Varianten vor, während wir gesättigte Fettsäuren weitgehend durch einfach oder mehrfach ungesättigte ersetzt haben.

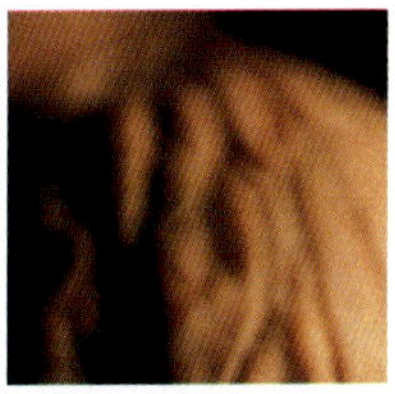
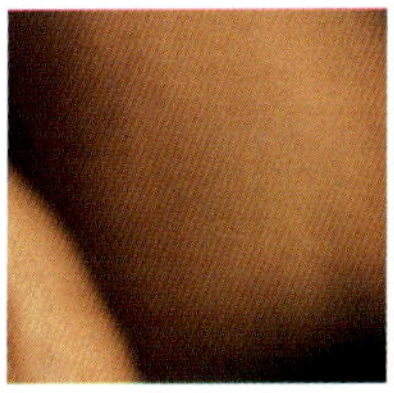
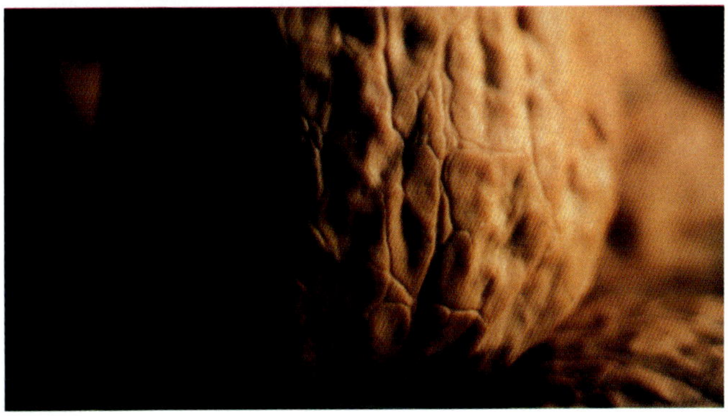

Der erste Schritt: Fettfreier kochen

Bei den Rezepten in diesem Buch wurde der Anteil an gesättigten Fettsäuren folgendermaßen reduziert:

1. Alles sichtbare Fett und auch die Haut von Fleisch und Geflügel wird entfernt.
2. Fettarme Varianten von Joghurt, Frischkäse, Quark oder Hüttenkäse kommen zum Einsatz.
3. Zutaten werden, wenn überhaupt, nicht in Butter oder Schmalz gebraten, sondern in Oliven- oder Maiskeimöl – generell sollte man sie ohnehin eher kochen oder dämpfen als braten.
4. Die verwendete Milch ist entrahmt oder fettarm.
5. Saucen werden nur mit Speisestärke gebunden, statt mit Butter oder Mehl, und mit Kräutern, Gewürzen und anderen Zutaten wie Zitrusschale oder Fruchtsaft aromatisiert.
6. Statt sahne- oder mayonnaisehaltigem Dressing wird fettreduziertes Salatdressing verwendet.
7. Butter wird beim Backen durch Margarine ersetzt, die reich an mehrfach ungesättigten Fettsäuren ist, wie z. B. Margarine aus Maiskeimöl.

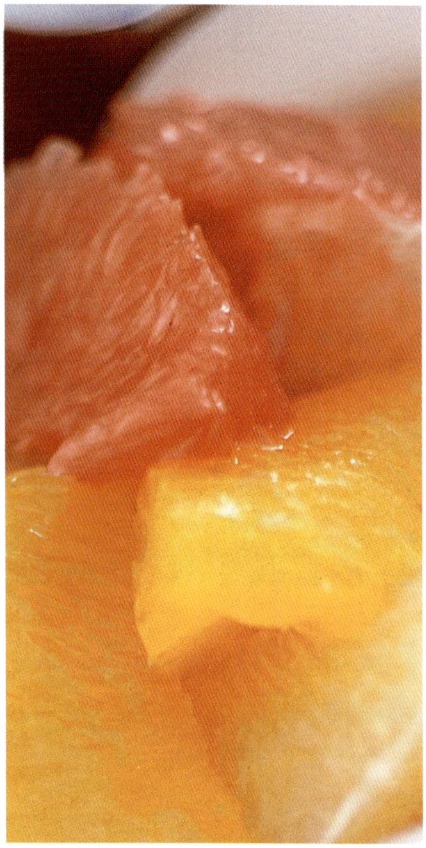

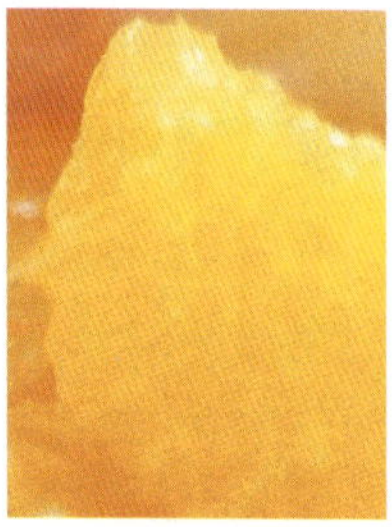

Gehärtete Fette

Gehärtete Fette (Trans-Fettsäuren) stellt man vor allem aus pflanzlichen Ölen her, die hydriert zu Margarine, Back- oder Frittierfetten weiterverarbeitet werden. Darum enthalten industriell gebackene oder frittierte Produkte (Chips oder Kräcker) nicht selten gehärtete Fette. Trans-Fettsäuren verhalten sich im Körper ähnlich wie gesättigte und können ebenfalls den Cholesterinspiegel erhöhen. Generell sollte die Nahrung reich an einfach oder mehrfach ungesättigten und arm an gesättigten Fettsäuren sein. Prüfen Sie beim Einkauf die aufgelisteten Inhaltsstoffe und wählen Sie Produkte, die weniger als 15 % an gesättigten und Trans-Fettsäuren enthalten. In diesem Buch wird dort, wo kein Öl, sondern festes Fett zum Einsatz kommt, auf Margarine zurückgegriffen, die reich an mehrfach ungesättigten Fettsäuren ist, z. B. Maiskeimöl-Margarine.

Mehr Stärke und Ballaststoffe

Zu einer gesunden Ernährung gehören viele stärke- und ballaststoffreiche Lebensmittel. Unlösliche Ballaststoffe aus Getreideprodukten beugen Verstopfungen vor, helfen dem Darm bei der Entschlackung des Körpers und verhindern die Ausschüttung schädlichen Cholesterins ins Blut. Lösliche Ballaststoffe aus Obst, Gemüse und Hülsenfrüchten können den Cholesterinspiegel generell senken. Sorgen Sie in Ihrer Ernährung also für ein ausgewogenes Verhältnis zwischen löslichen und unlöslichen Ballaststoffen.

Brot, Kartoffeln, Nudeln und Reis sind sowohl stärke- als auch ballaststoffhaltig. Mit vielen wertvollen Nährstoffen erzeugen sie ein anhaltendes Sättigungsgefühl, weil der Körper lange braucht, um sie zu verdauen – die Lust auf zucker-, salz- oder fetthaltige Zwischensnacks schwindet dabei. Wenn Sie also abnehmen möchten, sollten Sie auf stärkehaltige Lebensmittel nicht ganz verzichten.

In unseren Rezepten werden Vollkornreis, Vollkornbrot und Vollkornweizenmehl statt der geschälten und ausgemahlenen Varianten verwendet. Wenn Sie an Vollkornprodukte nicht gewöhnt sind, führen Sie sie stufenweise ein. Es ist eine gute Sache, mehr Brot, Nudeln und Reis zu essen, um die Kalorien zu ersetzen, die sonst die Fette liefern. Außerdem enthalten sie wertvolle Proteine, Vitamine und Mineralien.

Mehr Obst und Gemüse

Ernährungswissenschaftler empfehlen, mindestens fünf Portionen Obst und Gemüse täglich zu verzehren, um eine gesunde Ernährung zu gewährleisten, die u. a. das Risiko von Herzkrankheiten reduziert. Obst und Gemüse enthalten wichtige Antioxidanzien aus Vitaminen, die vermutlich der Verkalkung der Arterienwände vorbeugen. Vitamin C und E können zudem die Arterienwände glätten. Äpfel, Aprikosen, Brokkoli, Karotten, Zitrusfrüchte, Kiwis, Mangos, Zwiebeln, Paprika, Kartoffeln und Tomaten sind reich an solchen Antioxidanzien und finden in vielen der folgenden Rezepte Verwendung. Obst und Gemüse liefern auch reichlich Kalium, das den Blutdruck ausgleichen und vor Herzrhythmusstörungen schützen kann. Besonders Bananen und Kartoffeln sind kaliumreich und werden in unseren Rezepten häufiger verarbeitet.

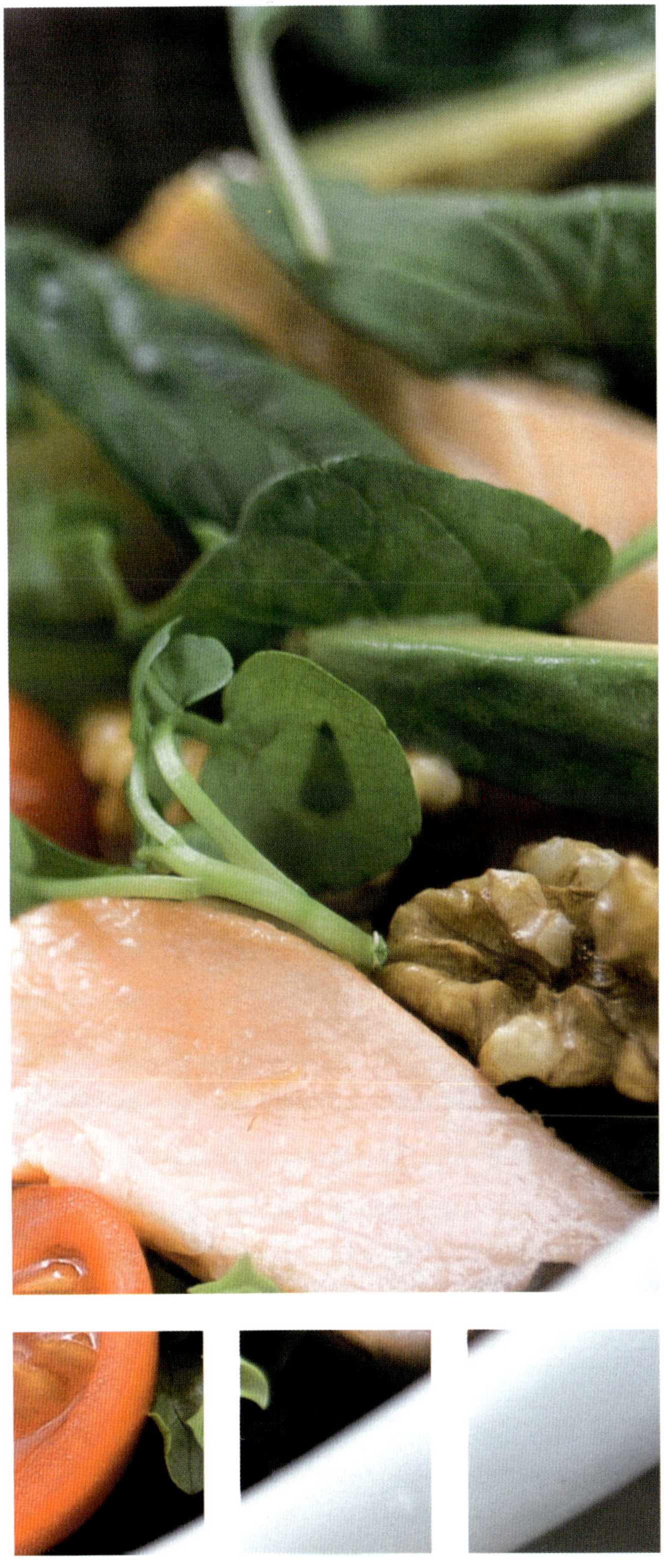

Wie schaffe ich fünf Portionen am Tag?

Egal ob frisch, gefroren oder aus der Dose – Obst und Gemüse sind immer gesund. Versuchen Sie, eine möglichst große Vielfalt von beidem zu verzehren. Die Kartoffel zählt übrigens nicht zum Gemüse, sondern zu den stärkehaltigen Nahrungsmitteln. Jedes Glas Fruchtsaft gilt als eine Portion. Mit den Rezepten in diesem Buch wird es Ihnen leicht fallen, die fünf Portionen täglich einzuhalten, denn sie verlangen eine Fülle verschiedener Früchte, Gemüsearten und Salate – entweder in den Hauptgerichten oder als Beilagen.

Wann spricht man von einer Portion? Hier ein paar Beispiele für jeweils eine Portion:

- 1 Apfel, Orange oder Banane
- 2 Pflaumen, Aprikosen, Kiwis oder Satsumas
- 1 Hand voll Trauben, Erdbeeren oder anderer kleiner Früchte
- 2 Esslöffel Gemüse
- 1 kleine Hand voll Trockenfrüchte wie Rosinen, Cranberrys oder Korinthen
- 1 Schüssel voll Salat
- 1 Glas Fruchtsaft (etwa 150 ml)

Mehr Fisch

Fisch ist gesund! Anders als noch vor einigen Jahren empfiehlt man heute geradezu den maßvollen Verzehr von fettreichem Fisch, da er offenbar das Risiko von koronaren Herzerkrankungen mindern kann, indem er die Verklumpung des Bluts reduziert, dessen Gerinnung verhindert und das Herz vor Rhythmusstörungen bewahrt. Omega-3-Fettsäuren kommen in Räucherhering, Makrele, Thunfisch, Lachs, Sardinen und Sprotten vor. Diese Fischsorten werden Sie darum auch in Rezepten wie Räucherhering mit Reis und Ei (siehe Seite 26), Schnelle Makrelenpastete (siehe Seite 38), Thunfisch-Gemüse-Spieße (siehe Seite 51) oder Teriyaki-Lachs mit chinesischen Nudeln (siehe Seite 54) wiederfinden. Man sollte Fisch zwei- bis dreimal die Woche verzehren, wobei einmal ein fettreicher dabei sein sollte.

Weniger Salz

Wenn man zu viel salzhaltige Kost isst, kann sich der Blutdruck erhöhen. Schuld daran ist das in Salz enthaltene Natrium. Die tägliche Dosis Natrium sollte 2,4 g (etwa 1 Teelöffel Salz) nicht überschreiten. Ein gesunder Mensch benötigt nur etwa 1/4 Teelöffel Salz pro Tag.

Die meisten Menschen müssen ihren Salzkonsum also einschränken. Die Rezepte in diesem Buch werden ohne die Zugabe von Salz zubereitet. Erscheint Ihnen das Gericht nach dem Kosten zu fade, geben Sie am Tisch noch etwas Salz hinzu.

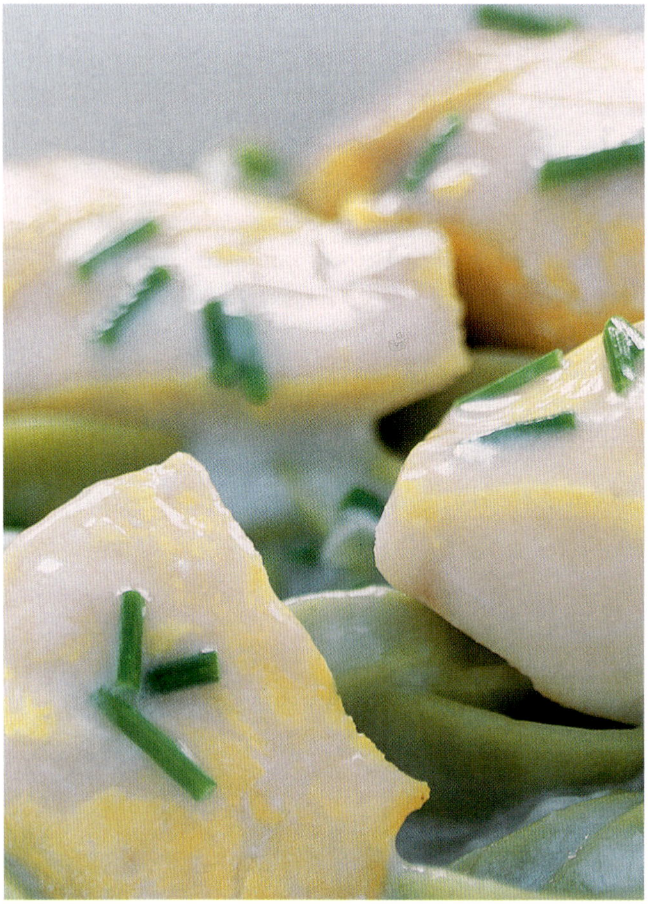

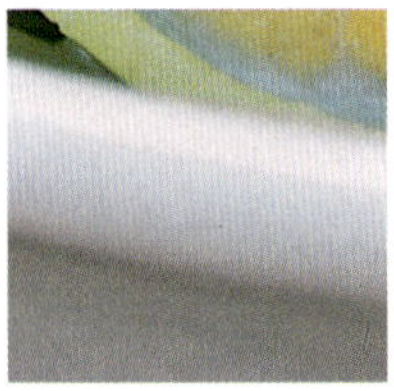

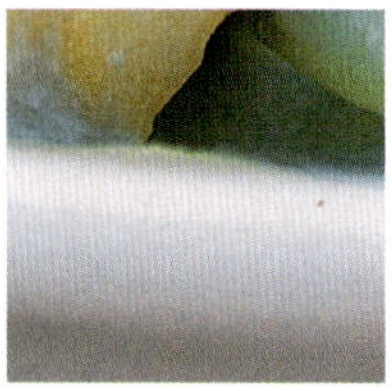

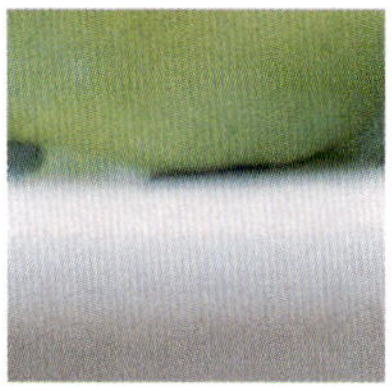

Versuchen Sie aber, nach und nach immer weniger nachzusalzen. Ihre Geschmacksknospen werden sich schnell auf den reduzierten Salzanteil einstellen. Gewürzt wird stattdessen mit Kräutern, Gewürzen und frisch gemahlenem schwarzem Pfeffer. Auch mit geriebener Zitronenschale kann man ein volles Aroma ohne Salz erzielen. Fertigprodukte enthalten meist schon recht viel Salz, salzen Sie sie also nicht mehr nach! Generell stammen etwa drei Viertel des von uns verzehrten Salzes aus verarbeiteten Lebensmitteln wie Brühwürfeln, Keksen, Fertiggerichten und Snacks.

Weniger Zucker

Zucker liefert keine essenziellen Nährstoffe, sondern nur Kalorien. Er dient zwar als Energiespender, doch überschüssiger Zucker wird von der Leber in Fettpolster umgewandelt, die schnell zu Fettleibigkeit und Herzkrankheiten führen können. Es ist also sinnvoll, den Zuckerkonsum zu reduzieren. Die Rezepte in diesem Buch haben nur einen geringen Zuckergehalt, und oft reicht schon die natürliche Süße aus Früchten, auch aus Trockenfrüchten – bauen Sie sie fest in Ihre Ernährung ein, denn sie enthalten Ballaststoffe, Vitamine und Mineralien, und so kommen Sie schnell auf die empfohlenen fünf Portionen Obst und Gemüse täglich.

Weniger Alkohol

Übermäßiger Alkoholgenuss kann zu Bluthochdruck, Herzmuskelschäden und Gewichtszunahme führen, da Alkohol nur Kalorien liefert, aber keinerlei Nährwert. Es scheint auch so, dass Alkohol zu einer Verklumpung der Blutplättchen führt und damit das Blut dicker macht und seinen Fluss durch die Gefäße hemmt. Wenn man Maß hält, kann Alkohol in geringen Dosen sogar das Risiko einer koronaren Herzerkrankung mindern. Das gilt allerdings nur für Männer über 45 und Frauen über 55 Jahren – bei jüngeren Menschen tritt dieser Effekt kaum oder gar nicht ein. Für einen maßvollen Alkoholgenuss gilt der Weltgesundheitsorganisation WHO zufolge eine Obergrenze von 30 Gramm Alkohol täglich für Männer und 20 Gramm für Frauen. Zehn Gramm Alkohol entsprechen 1/8 Liter Wein oder 1/4 Liter Bier. Zusätzlich sollte man zwei Tage in der Woche ganz ohne Alkohol einlegen. In Verbindung mit Essen verlangsamt sich übrigens die Alkoholwirkung. Schwangere sollten grundsätzlich keinen Alkohol trinken.

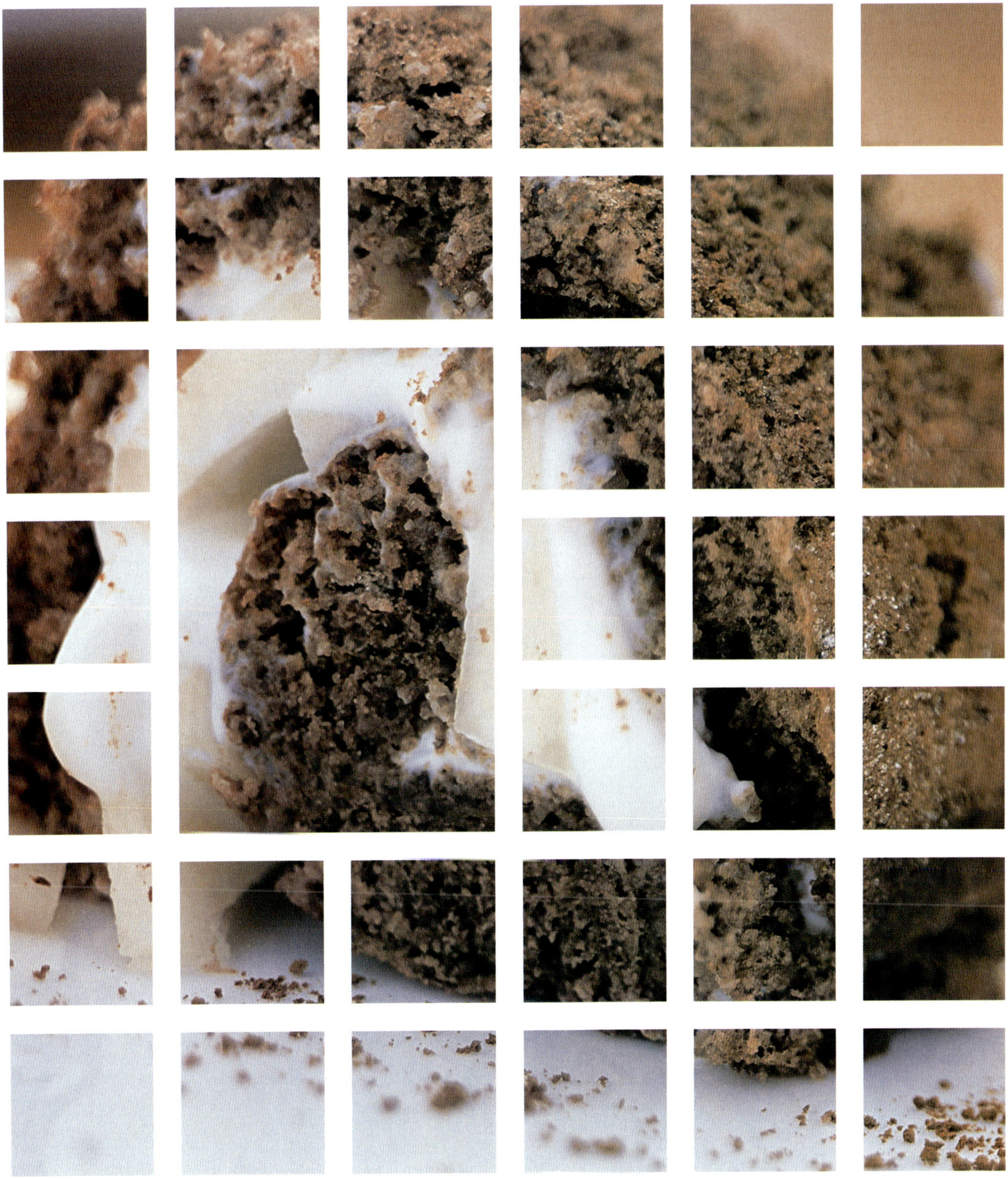

Ein gesünderer Lebensstil nutzt auch Ihrem Herzen

Stress abbauen mit Entspannung und Sport

Permanenter Stress ist Gift für Ihr Herz, denn er lässt den Adrenalinspiegel im Blut in die Höhe schnellen – nicht selten ist eine Verklumpung des Blutes und eine Verengung der Arterien die gefährliche Folge. Andauernder Stress kann auch zu Bluthochdruck führen, der wiederum das Infarktrisiko vergrößert. Regelmäßige Entspannung und Ruhepausen sind darum oberstes Gebot. Mit Sport wiederum kann man Stress aktiv abbauen. Man sollte sich wöchentlich mindestens drei Stunden bewusst bewegen – Spazierengehen, Schwimmen, Radfahren, Tanzen reichen da schon. Gehen Sie aber auch die sportliche Betätigung behutsam an, wenn Sie an regelmäßige Bewegung nicht gewöhnt sind, und konsultieren Sie dazu Ihren Arzt, falls Sie gesundheitliche Probleme haben.

Aufs Rauchen verzichten

Jeder weiß, dass Rauchen gesundheitsschädlich ist. Hören Sie also so schnell wie möglich damit auf. Raucher haben ein zweimal so hohes Risiko wie Nichtraucher, einen Herzinfarkt zu erleiden, da Nikotin die Arterien stark verengt.

Das können Sie tun

Es ist nie zu spät und gar nicht schwierig, mehr für die eigene Gesundheit zu tun. Wenn Sie die folgenden vier Punkte berücksichtigen, können Sie das Risiko einer Herzerkrankung erheblich mindern:

1. **Reduzieren Sie in Ihrer Kost den Anteil an gesättigten und Trans-Fettsäuren.**
2. **Bewegen Sie sich mehr.**
3. **Verzehren Sie mehr Obst und Gemüse.**
4. **Hören Sie mit dem Rauchen auf.**

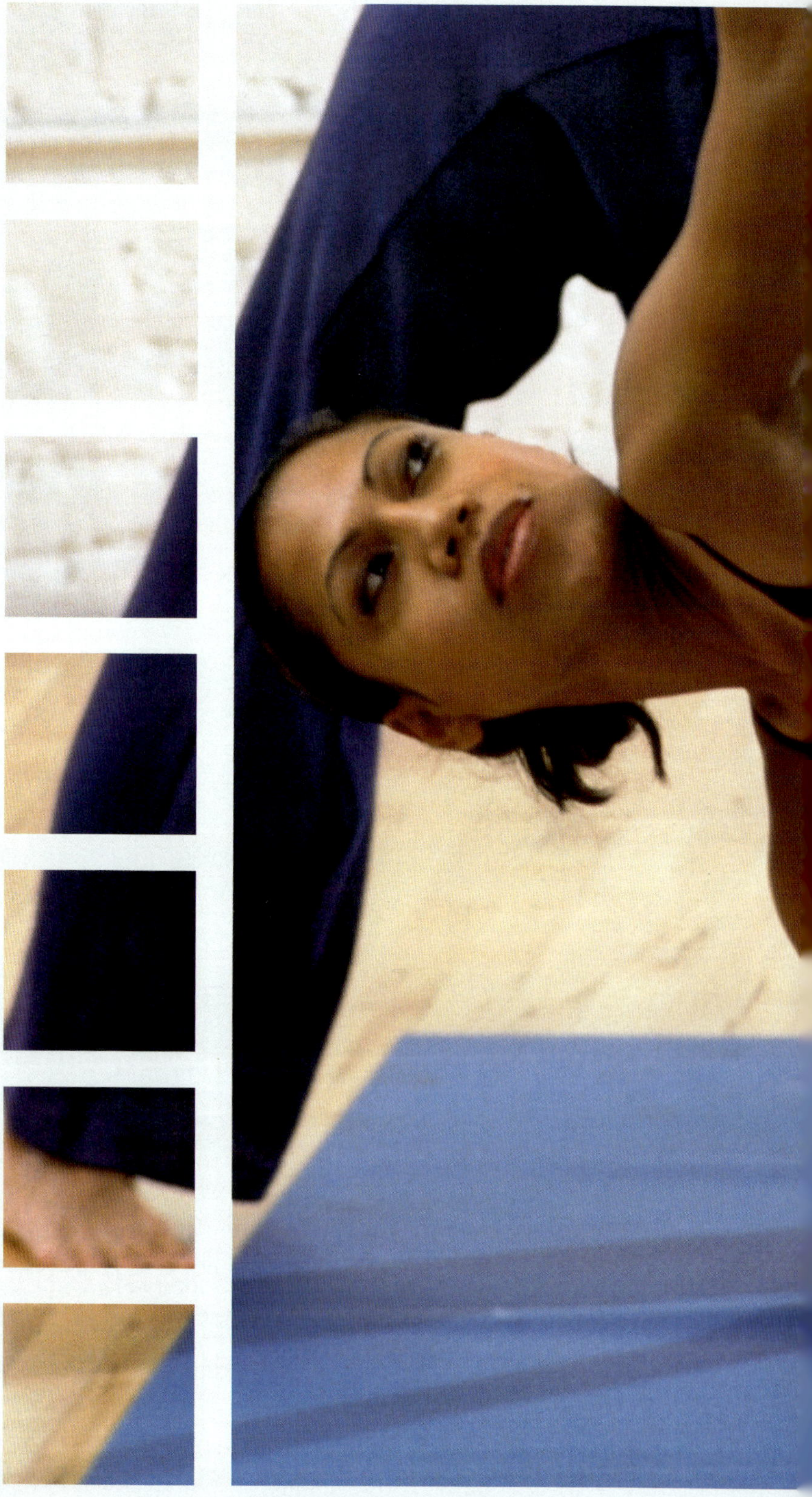

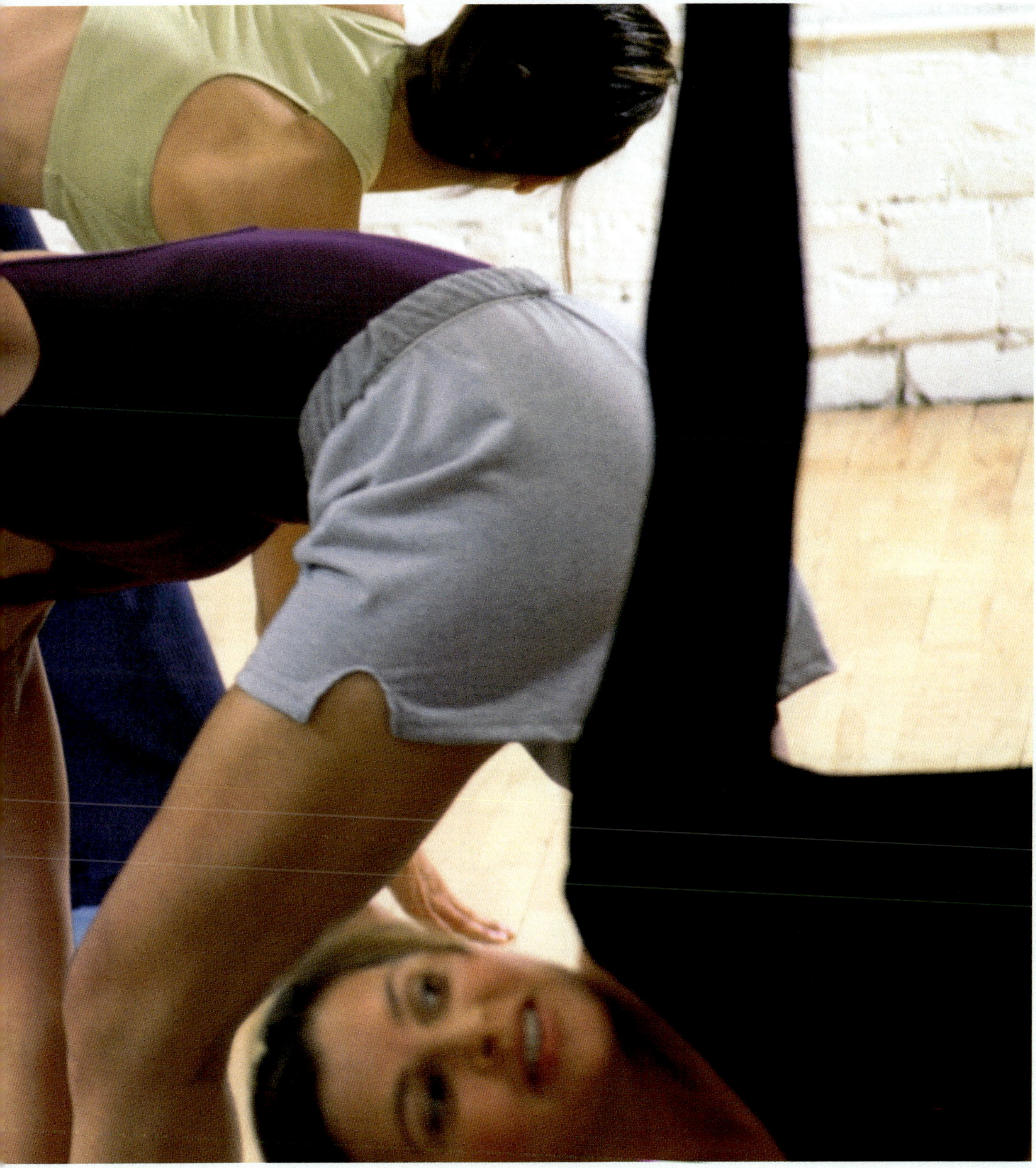

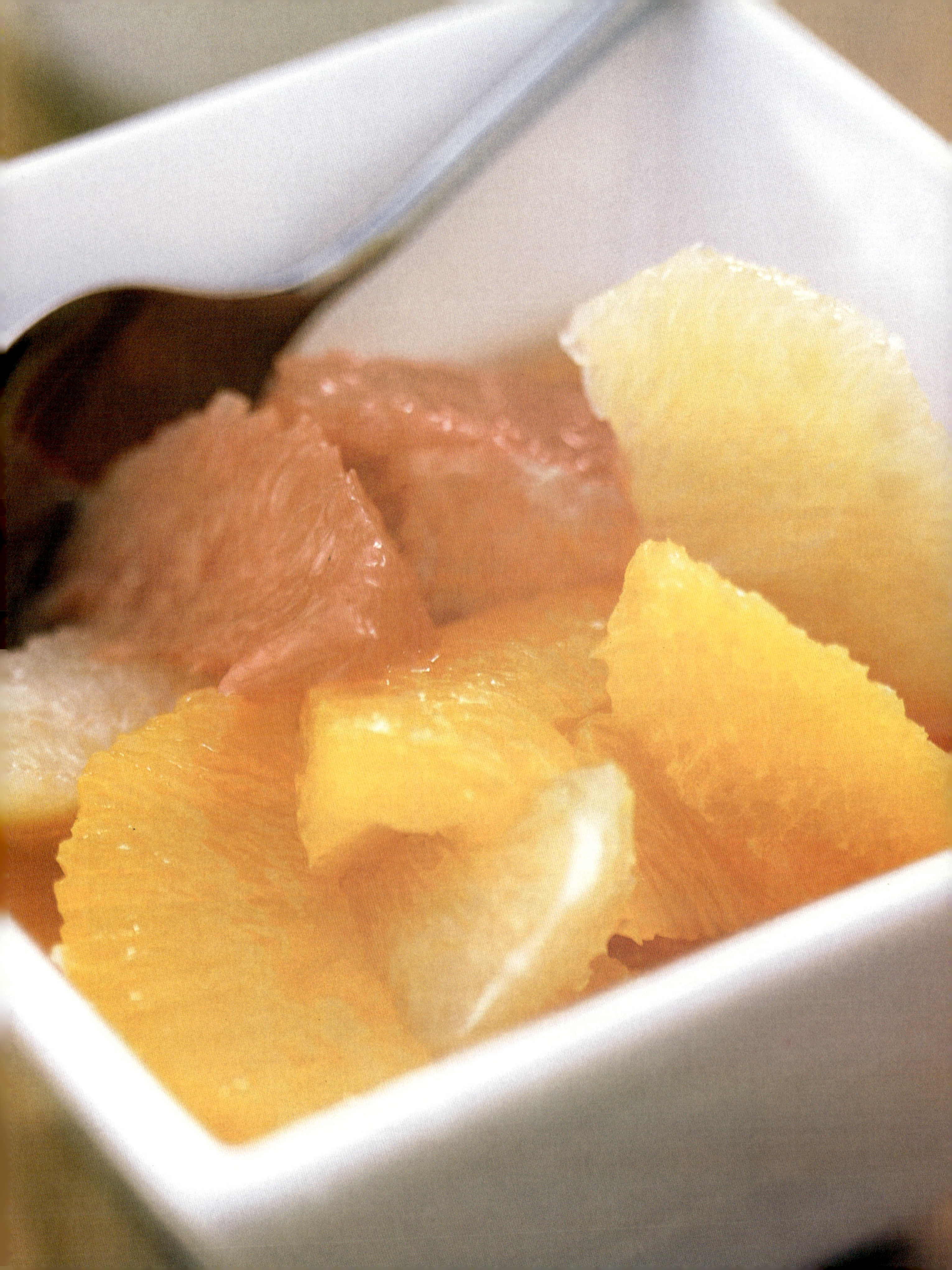

Frühstück & Brunch

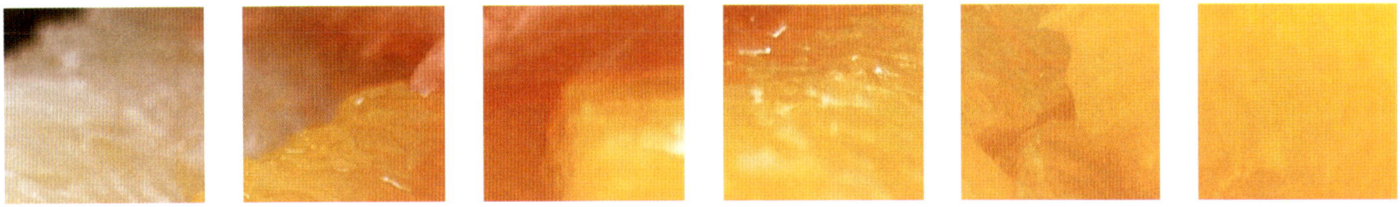

Das Frühstück ist die wichtigste Mahlzeit des Tages. Ein gesundes Frühstück regt den Stoffwechsel an, versorgt Sie mit Energie und verbessert Ihre Konzentrationsfähigkeit. Außerdem: Wer mit knurrendem Magen das Haus verlässt, greift weitaus schneller zu einem fett- und zuckerreichen Fertig-Snack. In diesem Kapitel finden Sie Rezepte für Eilige, die früh aufstehen müssen, und Anregungen für einen gemütlichen Brunch mit Freunden.

Ergibt 10 Stück

Cranberry-Muffins

Zutaten
175 g Mehl
55 g Weizenvollkornmehl
3 TL Backpulver
1 TL Zimt
1 Ei, verquirlt
70 g feine Orangenmarmelade
150 ml entrahmte oder fettarme Milch
5 EL Sonnenblumenöl
115 g Kochäpfel, geschält, entkernt und fein gewürfelt
115 g frische oder tiefgekühlte Cranberrys oder Preiselbeeren, tiefgekühlte aufgetaut
1 EL zarte Haferflocken
frisch gepresster Orangensaft, zum Servieren

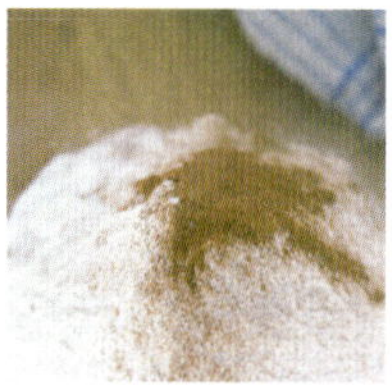

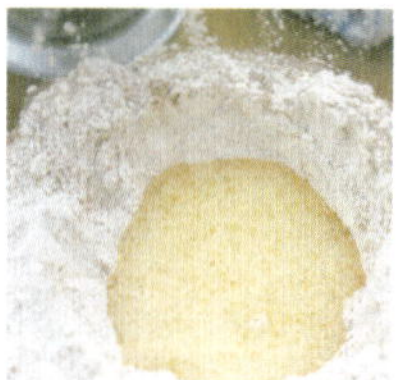

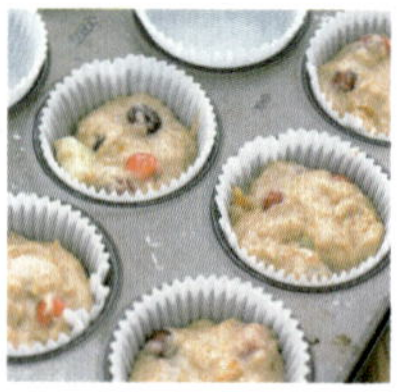

1 Den Backofen auf 200 °C vorheizen. Eine 10er-Muffinform mit Muffinpapierkapseln bestücken.

2 Die Mehle, Backpulver und Zimt in einer Rührschüssel gut mischen.

3 In die Mitte der Mehlmischung eine Mulde drücken. Ei und Marmelade in einer separaten Schüssel gut verrühren. Milch und Öl unter die Eimischung schlagen, dann diese unter das Mehl rühren. Der Teig sollte noch leicht klumpig sein. Abschließend Äpfel und Cranberrys schnell unter den Teig mengen.

4 Den Teig gleichmäßig auf die Papierkapseln verteilen und die Haferflocken darüber streuen. Im Backofen 20–25 Minuten backen, bis die Muffins aufgegangen und goldgelb sind – ein in die Mitte eines Muffins gestochener Spieß sollte teigfrei bleiben.

5 Die Muffins aus der Form nehmen und auf einem Kuchengitter 5–10 Minuten leicht abkühlen lassen. Die Papierkapseln entfernen und die Muffins warm mit frisch gepresstem Orangensaft servieren. Sie schmecken frisch am besten, übrig gebliebene Muffins kann man in einem luftdichten Behälter 24 Stunden aufbewahren.

Nährwertangaben

Äpfel enthalten Pektin, einen Ballaststoff, der hochwirksam bei der Entgiftung des Körpers und der Senkung des Cholesterinspiegel ist.

Pro Portion

• *Kilokalorien*	*188*
• *Eiweiß*	*4 g*
• *Kohlenhydrate*	*25 g*
• *Zucker*	*6,6 g*
• *Fett*	*8,3 g*
• *davon gesättigt*	*1,4 g*

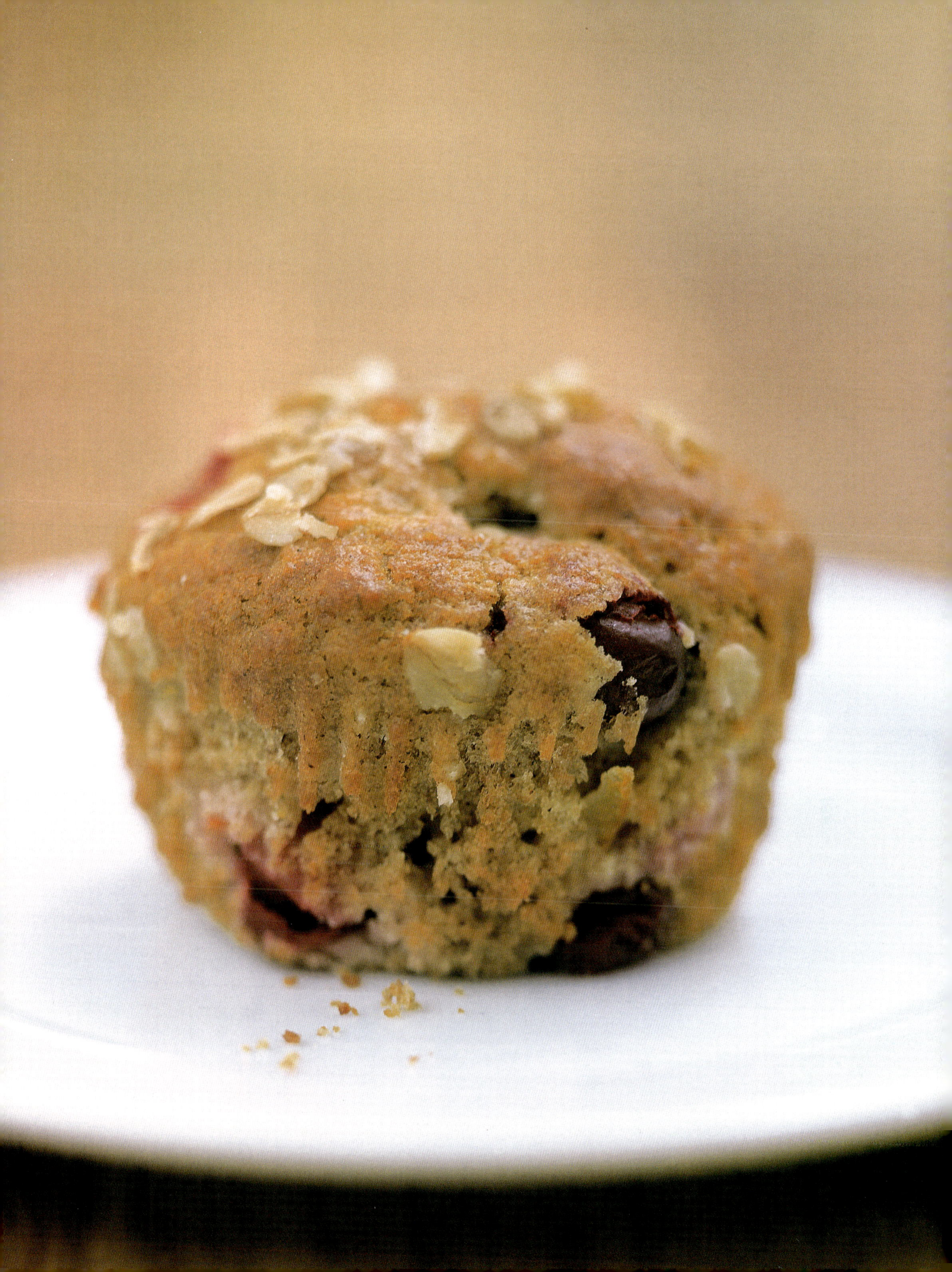

Für 1 Person

Bananen-Erdbeer-Shake

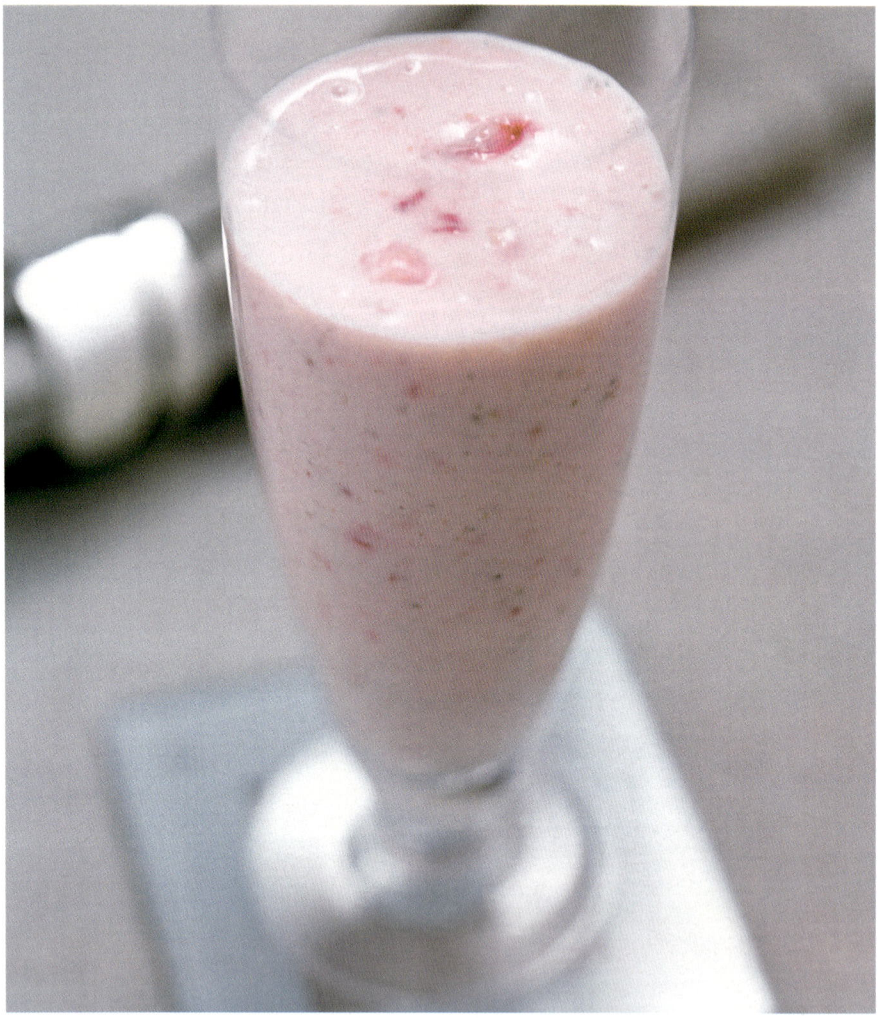

Zutaten

1 Banane, in Scheiben
85 g frische Erdbeeren, geputzt
150 g fettarmer Naturjoghurt

Nährwertangaben

Bananen enthalten Kalium und Erdbeeren Antioxidanzien – beides hilft, das Herz zu schützen.

Pro Portion

- *Kilokalorien* 169
- *Eiweiß* 4,7 g
- *Kohlenhydrate* 36,2 g
- *Zucker* 30 g
- *Fett* 1,95 g
- *davon gesättigt* 0,8 g

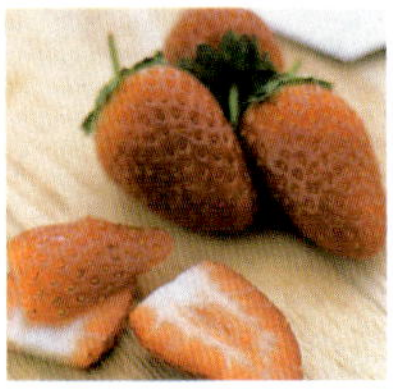

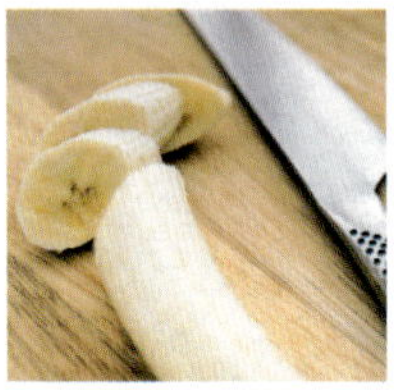

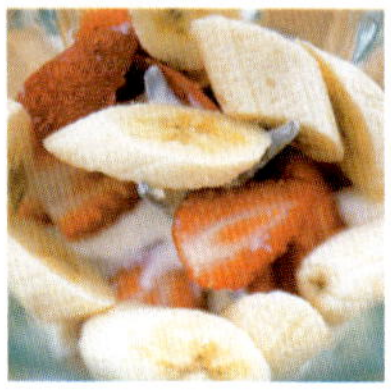

1 Banane, Erdbeeren und Joghurt in einen Mixer geben und kurz glatt pürieren.

2 In ein Glas füllen und sofort servieren.

Für 4 Personen

Exotisches Trockenfruchtkompott

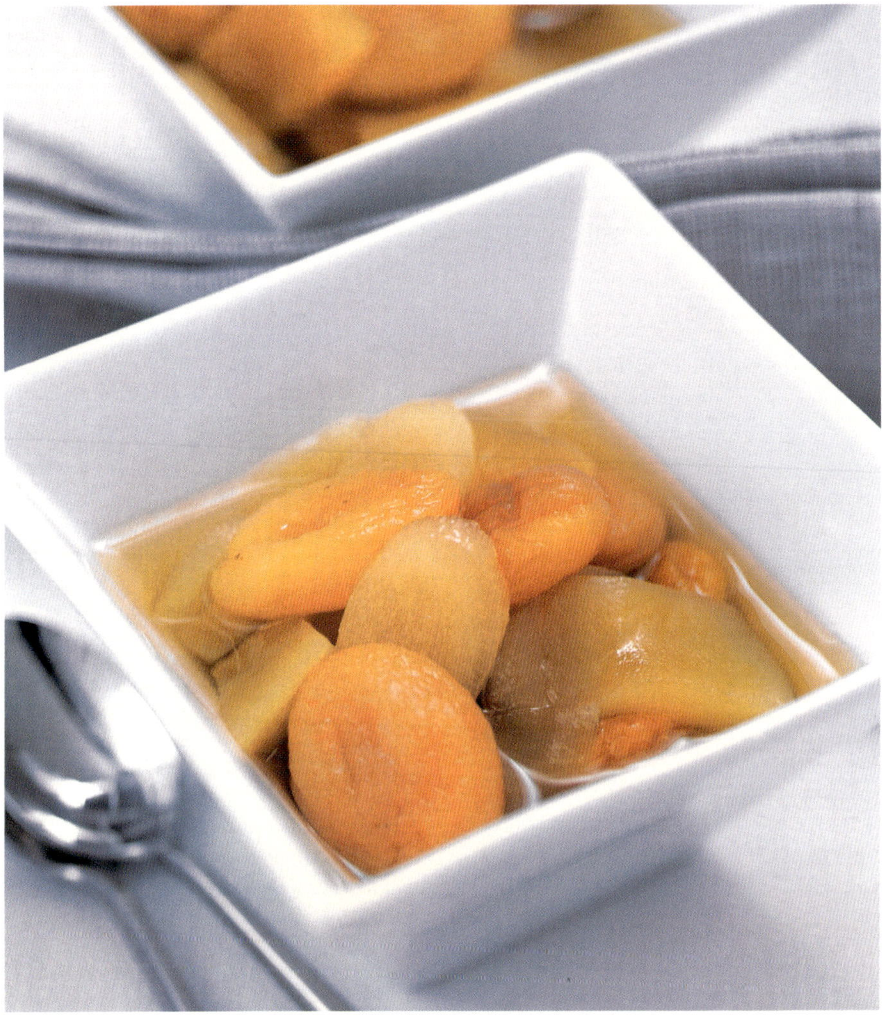

Zutaten

- 115 g getrocknete Pfirsiche
- 85 g getrocknete Aprikosen
- 55 g getrocknete Ananasstücke
- 55 g getrocknete Mangoscheiben
- 225 ml ungesüßter klarer Apfelsaft
- 4 EL fettarmer Naturjoghurt (nach Belieben)

1 Die Trockenfrüchte mit dem Apfelsaft in eine kleine Pfanne geben. Langsam zum Kochen bringen, dann die Hitze reduzieren und abgedeckt auf niedriger Stufe 10 Minuten köcheln lassen.

2 Auf Servierschalen verteilen und jede Portion nach Belieben mit einem Esslöffel Joghurt krönen. Sofort servieren.

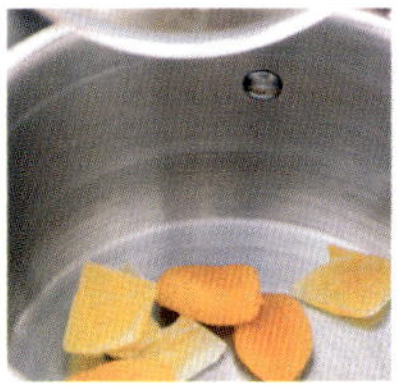

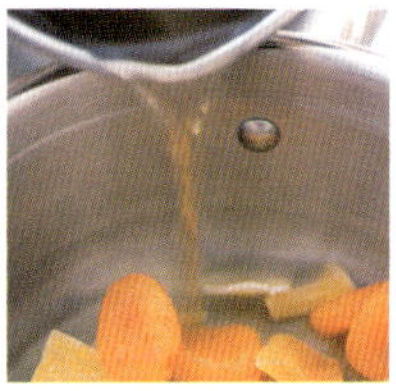

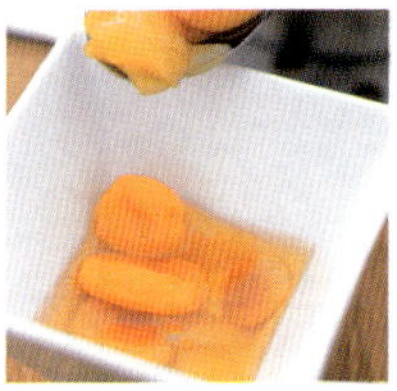

Nährwertangaben

Trockenfrüchte enthalten viele lösliche Ballaststoffe, die den Darm reinigen. Dies ist wichtig für einen ausgeglichenen Cholesterinspiegel.

Pro Portion

- *Kilokalorien 165*
- *Eiweiß 2 g*
- *Kohlenhydrate 42 g*
- *Zucker 36,6 g*
- *Fett 0,49 g*
- *davon gesättigt 0,06 g*

Für 4 Personen

Brötchen mit Speck und Hüttenkäse

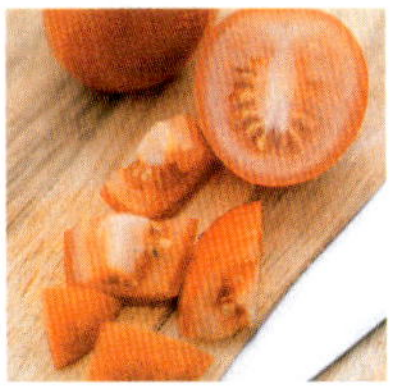

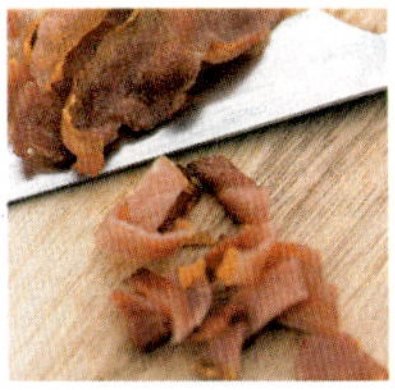

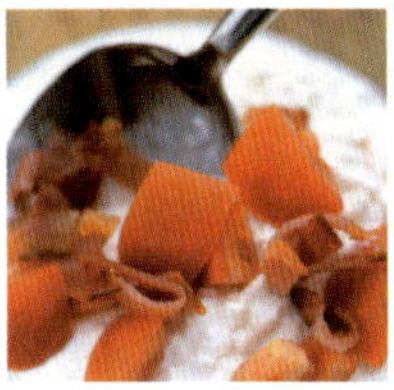

Zutaten

- 8 salzreduzierte Scheiben geräucherter Speck
- 6 Tomaten
- 250 g fettarmer Hüttenkäse
- Pfeffer
- 4 große Vollkorn- oder normale Brötchen
- 2 Frühlingszwiebeln, gehackt

1 Den Backofengrill stark vorheizen. Sichtbares Fett vom Speck entfernen und 4 Tomaten halbieren. Speck und Tomaten mit der Schnittseite nach oben unter dem Grill 8–10 Minuten grillen, bis der Speck knusprig ist und die Tomaten weich sind, dabei den Speck nach 4–5 Minuten wenden. Aus dem Ofen nehmen und den Speck auf Küchenpapier abtropfen lassen. Mit den Tomaten warm halten.

2 Unterdessen die restlichen Tomaten in mundgerechte Stücke schneiden und in einer Schüssel mit dem Hüttenkäse vermengen. Den Speck in mundgerechte Stücke schneiden und unter die Hüttenkäsemischung rühren. Mit Pfeffer abschmecken.

3 Die Brötchen aufschneiden und die Füllung gleichmäßig darauf verteilen. Die Frühlingszwiebeln über die Füllung streuen und die Brötchenoberseite darauf setzen. Sofort mit den gegrillten Tomaten servieren.

Nährwertangaben

Das in Tomaten enthaltene Antioxidans Lycopen verleiht ihnen nicht nur die schöne rote Farbe, sondern schützt auch das Herz.

Pro Portion

- *Kilokalorien* 216
- *Eiweiß* 16 g
- *Kohlenhydrate* 21,3 g
- *Zucker* 7,2 g
- *Fett* 8,2 g
- *davon gesättigt* 3,4 g

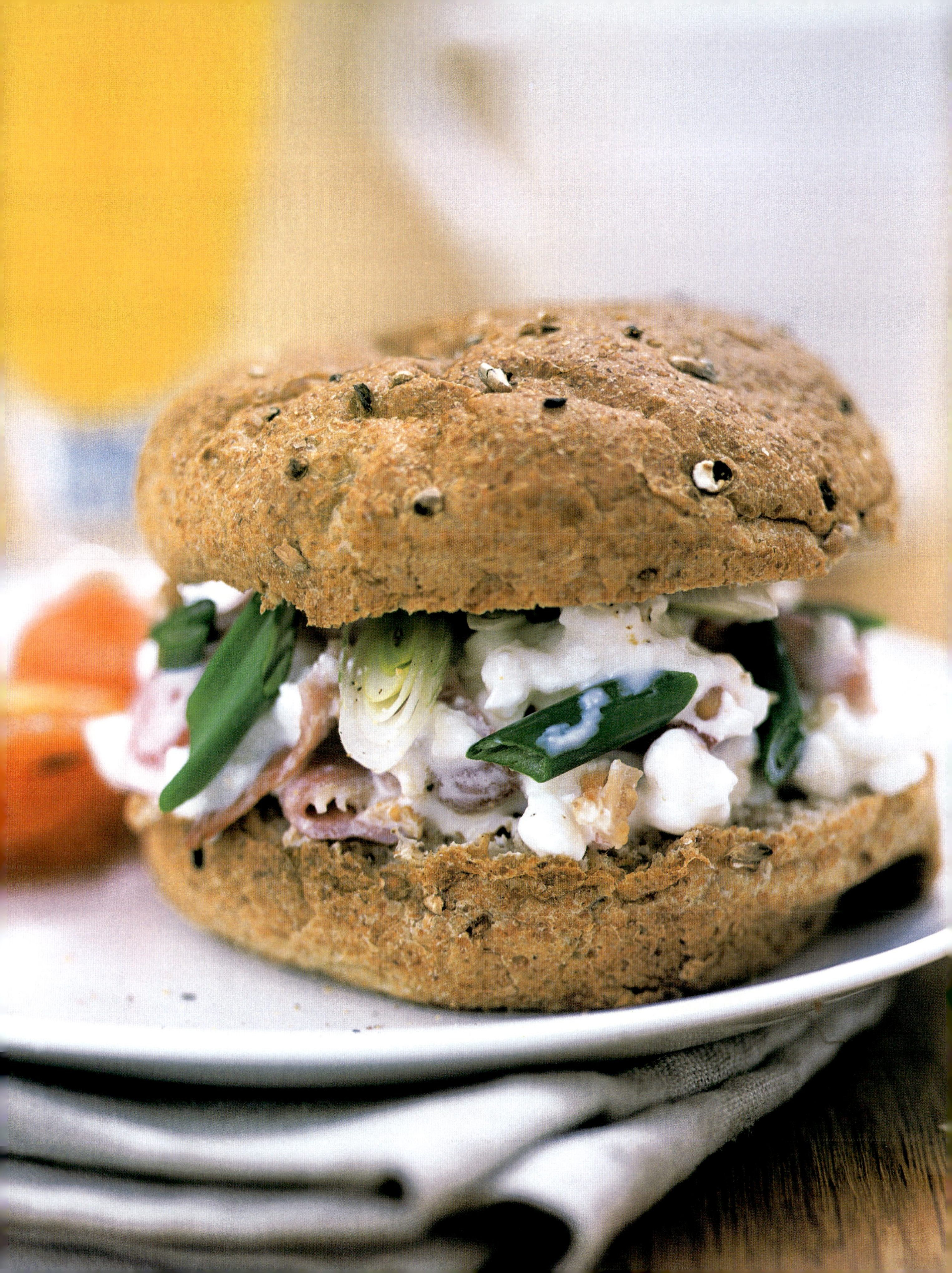

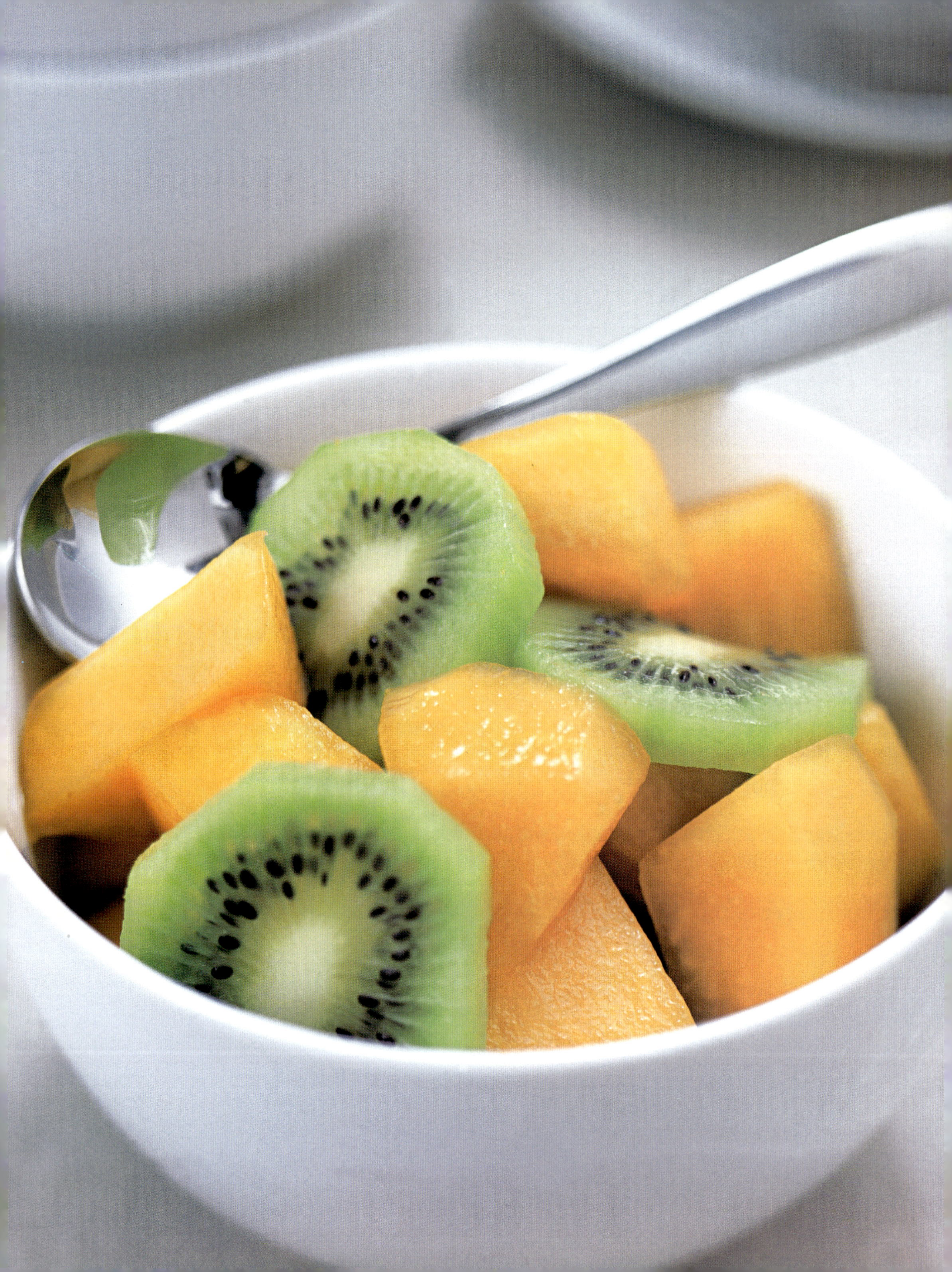

Für 2 Personen

Melonen-Kiwi-Obstsalat

Zutaten

1 kleine Galia-, Netz- oder Charentais-Melone
2 Kiwis

Nährwertangaben

Kiwis enthalten viel Vitamin C, ein Antioxidans, das als hilfreich beim Schutz vor Herzkrankheiten gilt.

Pro Portion

- *Kilokalorien* 236
- *Eiweiß* 3,25 g
- *Kohlenhydrate* 54 g
- *Zucker* 51 g
- *Fett* 0,8 g
- *davon gesättigt* 0,14 g

1 Die Melone vierteln und die Kerne entfernen. Das Melonenfleisch mit einem scharfen Messer von der Schale befreien und in Stücke schneiden. Alternativ: Mit einem Kugelausstecher so viele Kugeln wie möglich aus dem Fleisch ausstechen und in eine Schüssel füllen.

2 Die Kiwis schälen und in Scheiben schneiden. Zur Melone geben und gut vermengen. Abdecken und bis zum Verzehr kalt stellen oder auf 2 Servierschalen verteilen und sofort servieren.

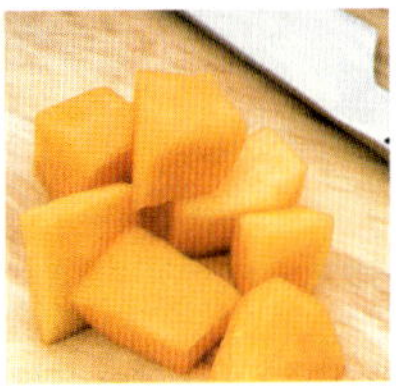
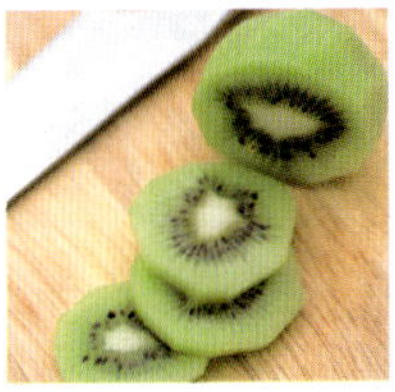
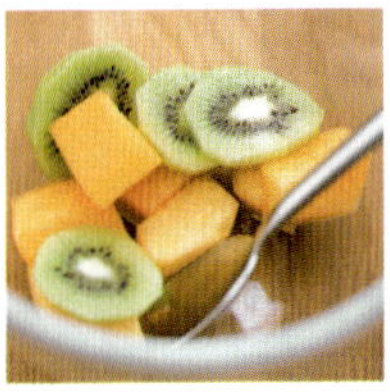

Für 1 Person

Gute-Laune-Saft

Zutaten

4 Tomaten, geviertelt
85 g Karotte, geraspelt
1 EL Limettensaft

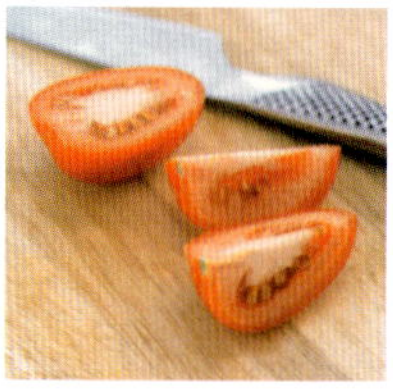

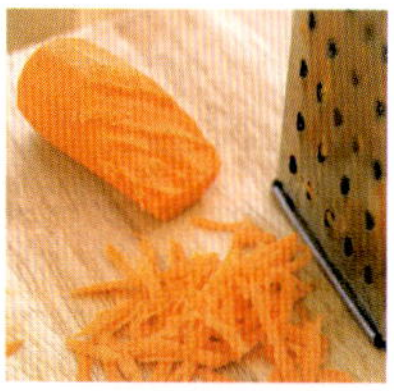

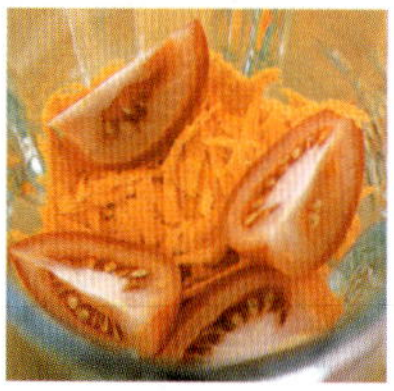

Nährwertangaben

Karotten enthalten viel Betakarotin, das ihnen die orange Farbe verleiht und Herz und Kreislauf vor Krankheiten schützt.

Pro Portion

• *Kilokalorien*	*144*
• *Eiweiß*	*5,1 g*
• *Kohlenhydrate*	*33 g*
• *Zucker*	*20 g*
• *Fett*	*1,8 g*
• *davon gesättigt*	*0,25 g*

1 Tomaten, Karotte und Limettensaft im Mixer kurz glatt pürieren.

2 Ein Nylonsieb auf eine Schüssel setzen und das Püree hineingeben. Mit einem Löffel so viel Saft wie möglich durch das Sieb streichen.

3 Den Saft in ein Glas füllen und sofort servieren.

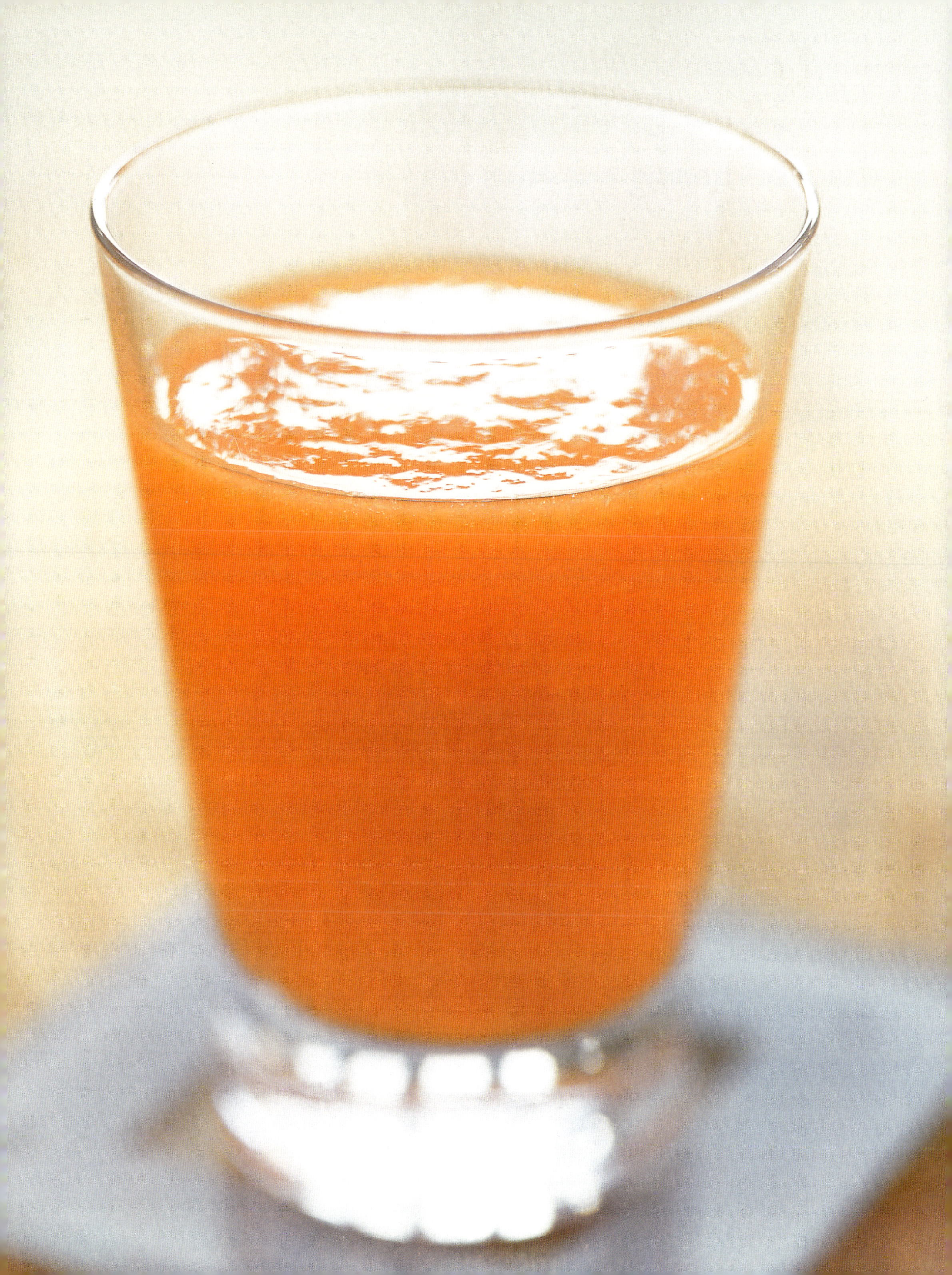

Für 4 Personen

Räucherhering mit Reis und Ei

Zutaten

1 EL Olivenöl
2 Schalotten, in Ringen
1 TL gemahlener Kreuzkümmel
1 TL Kurkuma
400 g Vollkornreis
700 ml Gemüsebrühe
2 Eier
115 g tiefgekühlte Erbsen
4 Frühlingszwiebeln, in dünnen Ringen
350 g Räucherheringfilets
Pfeffer
2 EL frisch gehackte Petersilie
Zitronenspalten, zum Garnieren

1 Das Öl in einer großen Pfanne mit hohem Rand bei mittlerer Hitze erwärmen und darin Schalotten, Kreuzkümmel und Kurkuma unter ständigem Rühren 1–2 Minuten andünsten. Die Schalotten sollen weich, die Gewürze aber nicht verbrannt sein.

2 Den Reis gut unterrühren. Die Brühe zugießen, zum Kochen bringen, die Hitze reduzieren, abdecken und unter gelegentlichem Rühren 25 Minuten köcheln lassen.

3 Unterdessen die Eier in einem kleinen Topf mit kaltem Wasser zum Kochen bringen. Die Hitze reduzieren, die Eier 10 Minuten leicht köcheln lassen, dann vorsichtig aus dem heißen Wasser nehmen und in einer Schüssel mit kaltem Wasser ein paar Minuten abschrecken. Wenn man sie anfassen kann, die Schale entfernen. Die Eier in mundgerechte Stücke schneiden und beiseite stellen.

4 Die Erbsen und Frühlingszwiebeln zum Reis geben und alles wieder zum Kochen bringen. Die Hitze reduzieren und weitere 5 Minuten köcheln lassen.

5 Den Hering mit einem scharfen Messer von der Haut befreien und in mundgerechte Stücke schneiden, dabei alle Gräten entfernen. Unter die Reismischung geben, wieder aufkochen, dann die Hitze reduzieren. Abdecken und 3–5 Minuten leicht köcheln lassen, bis Fisch und Reis gar sind und die Brühe vollständig aufgesogen ist. Mit Pfeffer abschmecken.

6 Das Reisgericht in eine angewärmte Servierschale füllen und die Eier vorsichtig unterheben. Mit Petersilie bestreut und mit Zitronenspalten garniert sofort servieren.

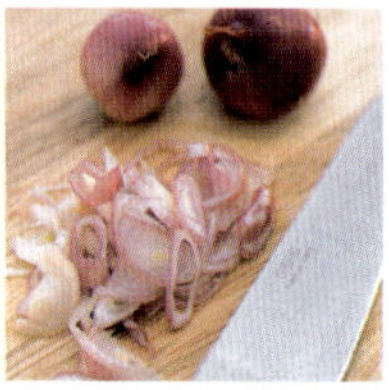

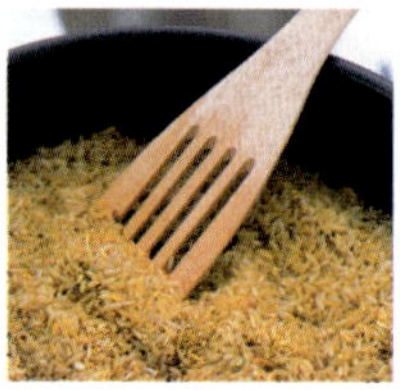

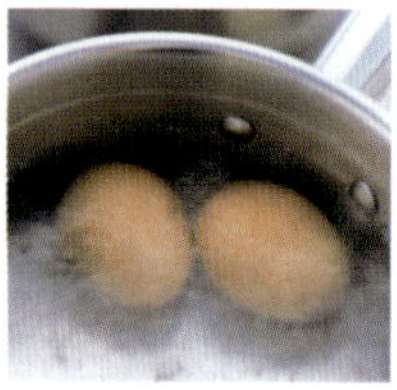

Nährwertangaben

Heringe sind fettreiche Fische und enthalten Omega-3-Fettsäuren, die das Herz schützen. Man sollte wöchentlich 2–3 Portionen Fisch verzehren, darunter einmal einen fettreichen Fisch.

Pro Portion

• *Kilokalorien*	*403*
• *Eiweiß*	*29 g*
• *Kohlenhydrate*	*30 g*
• *Zucker*	*2,8 g*
• *Fett*	*18 g*
• *davon gesättigt*	*3,4 g*

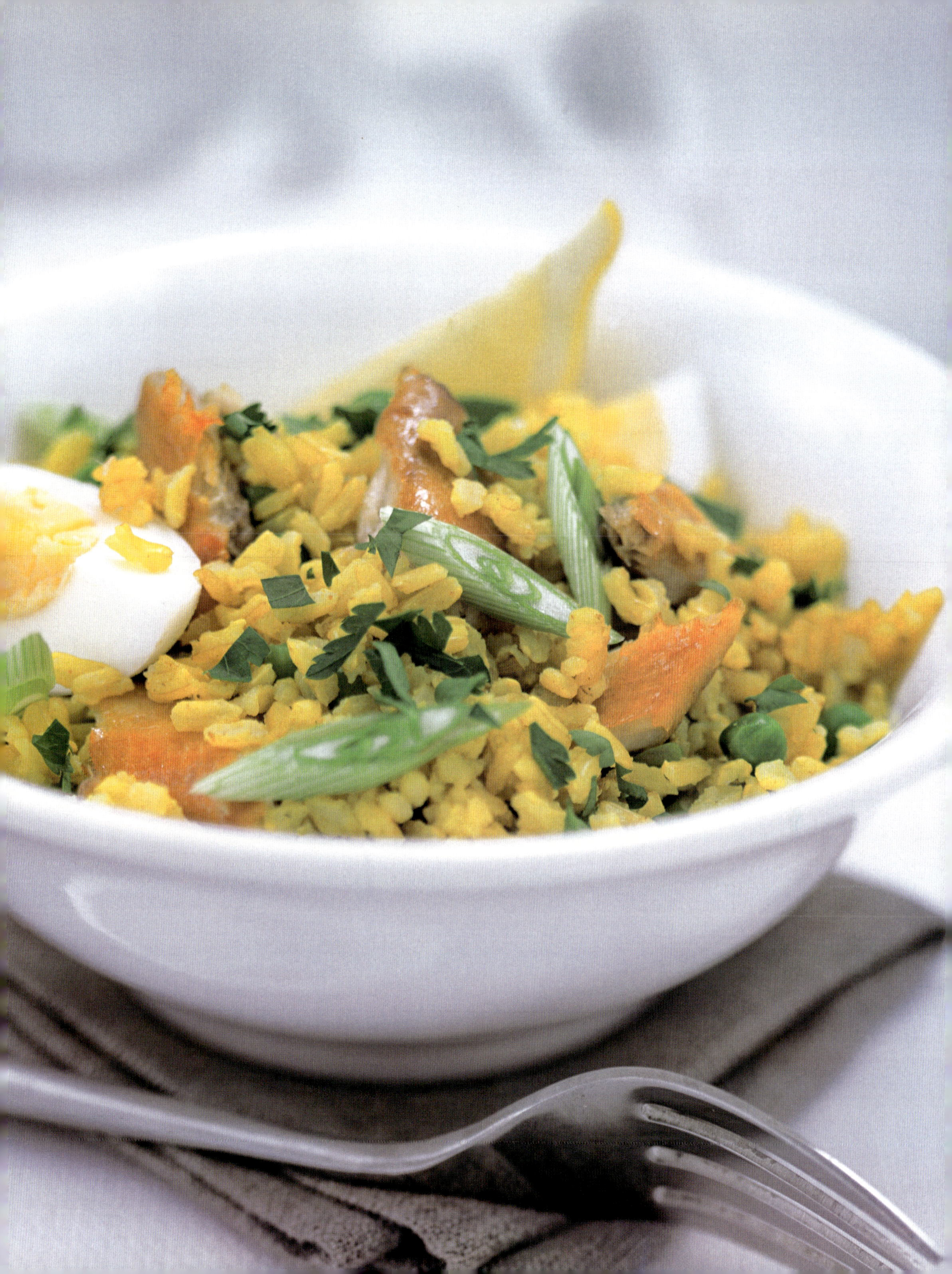

Für 4 Personen

Zitrus-Fest

Zutaten

- 1 rote Grapefruit
- 1 weiße Grapefruit
- 3 Orangen

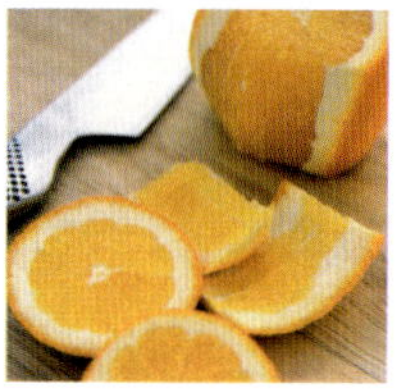

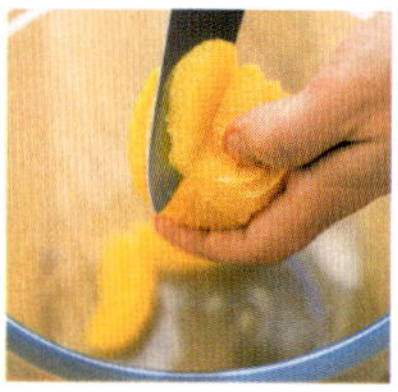

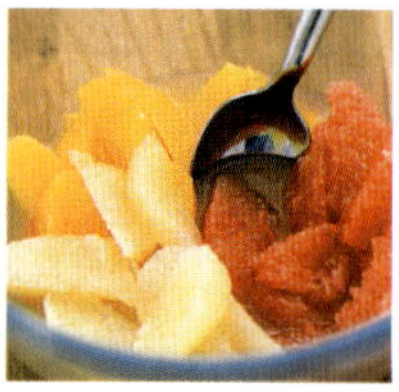

1 Von den Zitrusfrüchten die Schale und die weiße Haut mit einem scharfen Messer entfernen.

2 Über einer Schüssel die Früchte vorsichtig filetieren, dabei den Saft auffangen. Alle Kerne entfernen. Die Zitrusfilets in die Schüssel geben und vorsichtig vermengen. Abdecken und bis zum Verzehr in den Kühlschrank stellen oder auf 4 Servierschalen verteilen und sofort servieren.

Nährwertangaben

Zitrusfrüchte enthalten viel Vitamin C, das den Aufbau der Blutgefäße fördert und das Herz vital hält.

Pro Portion

- *Kilokalorien* 83
- *Eiweiß* 1,6 g
- *Kohlenhydrate* 21 g
- *Zucker* 17 g
- *Fett* 0,23 g
- *davon gesättigt* 0,03 g

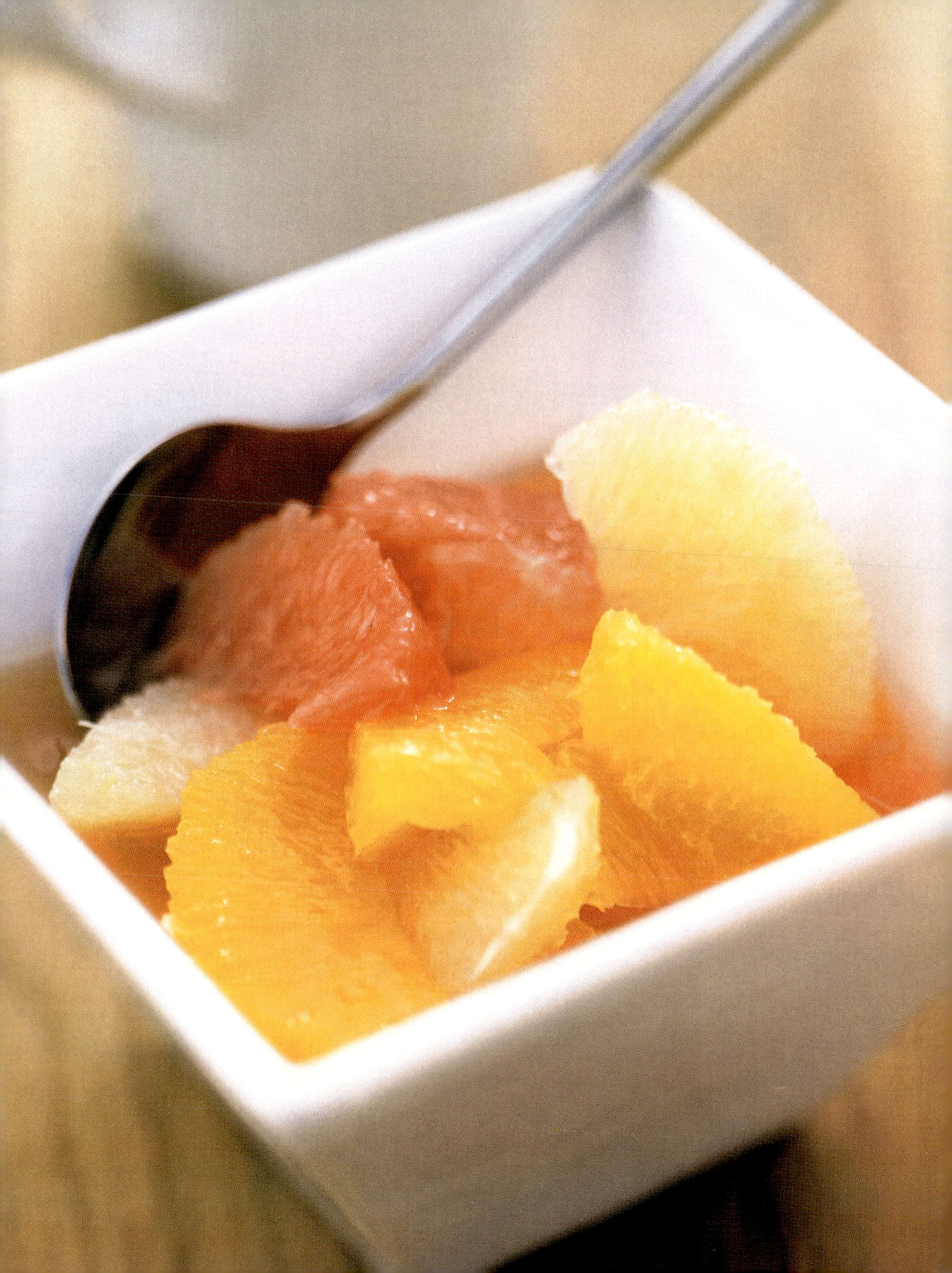

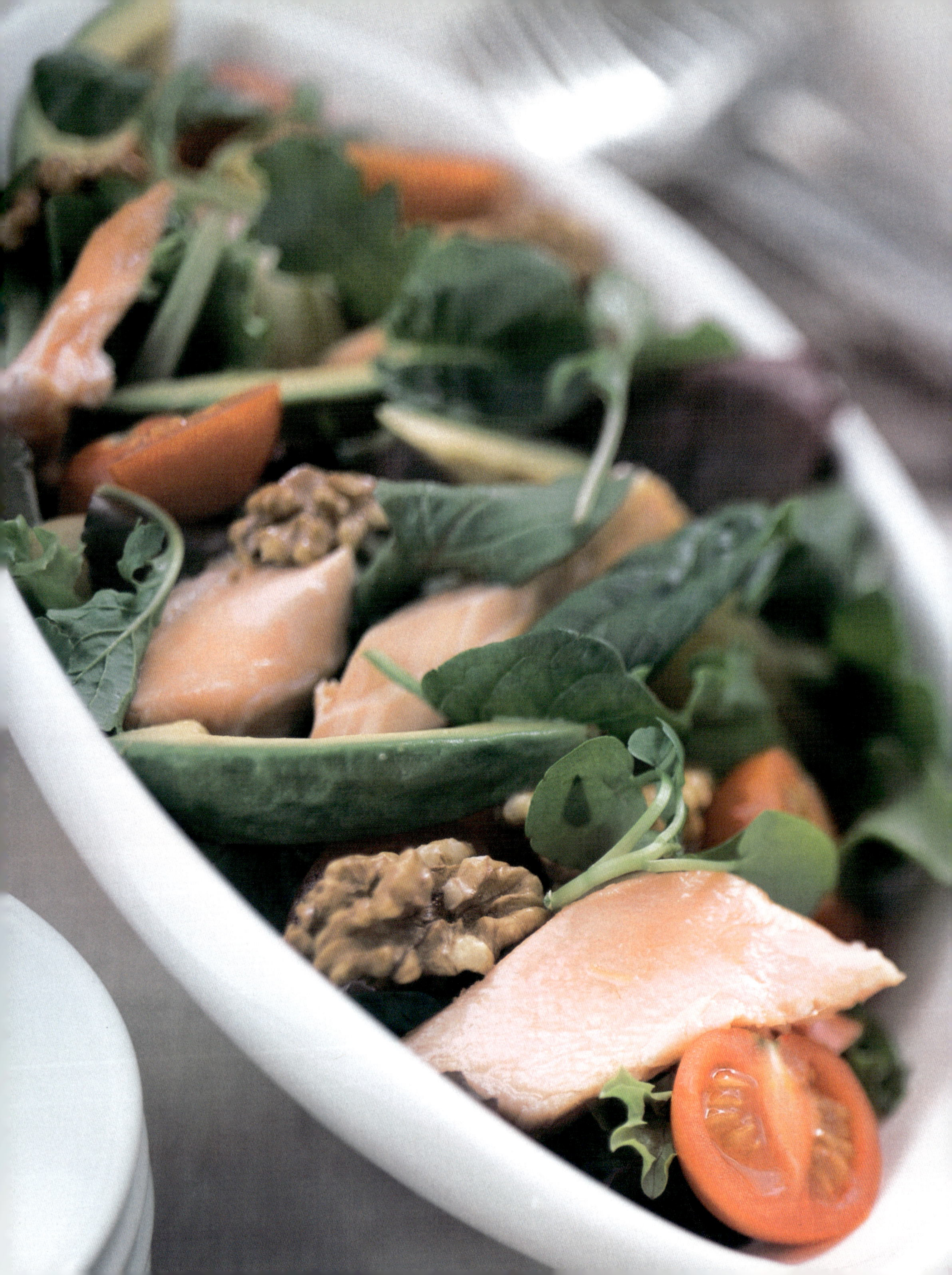

Suppen & leichte Gerichte

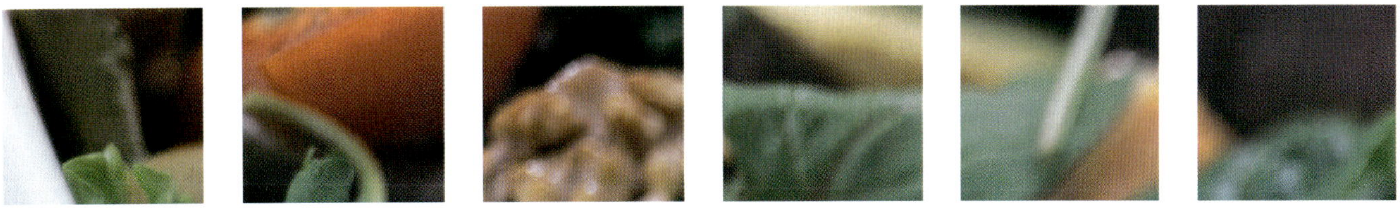

Die folgenden appetitlichen Gerichte sind schnell und einfach zubereitet – manche eignen sich sogar als Lunchpaket für unterwegs oder die Mittagspause. Sie alle sind nahrhaft und sättigend und machen es Ihnen leicht, zwischendurch auf ungesunde Snacks zu verzichten. Denn wenn der Hunger Sie überwältigt, sollten Sie zu gesunden leichten Zwischenmahlzeiten greifen: zu Früchten, Brot-Sticks, Rosinenbrötchen, Rohkoststreifen mit fettarmem Dip oder zu selbst gemachtem salz- und zuckerfreien Popcorn.

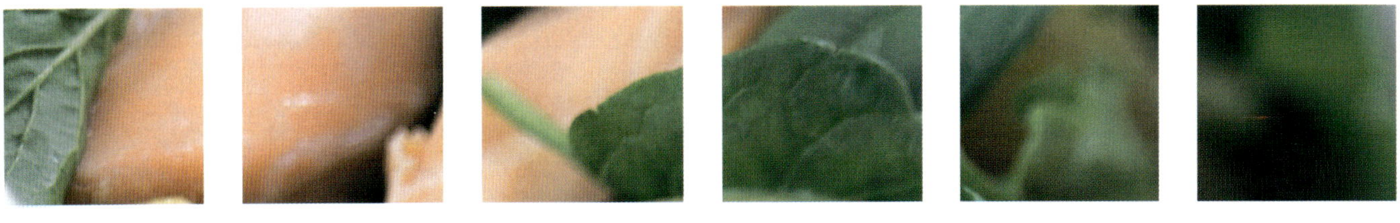

Für 6 Personen

Rote Linsensuppe

Zutaten
225 g rote Spaltlinsen
1 rote Zwiebel, in Würfeln
2 große Karotten, in Scheiben
1 Selleriestange, in Ringen
1 Petersilienwurzel, in Würfeln
1 Knoblauchzehe, zerdrückt
1,2 l Gemüsebrühe
2 TL Paprikapulver edelsüß
Pfeffer
1 EL Schnittlauchröllchen, zum Garnieren

Zum Servieren
6 EL fettarmer Frischkäse oder saure Sahne (nach Belieben)
knuspriges Vollkorn- oder Weißbrot

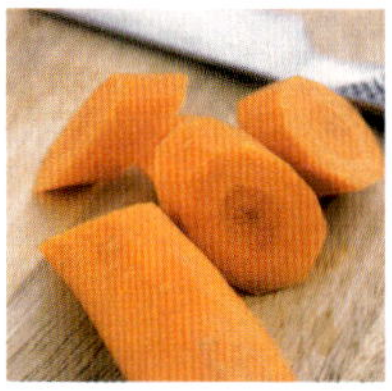

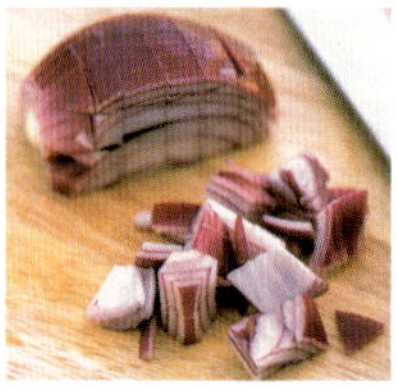

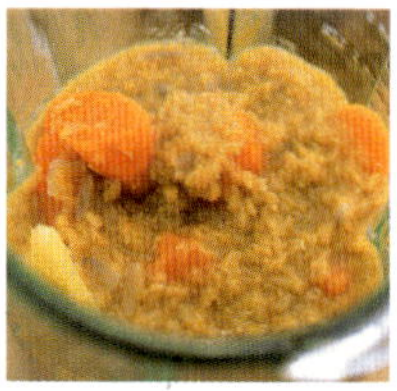

Nährwertangaben

Linsen enthalten viel Vitamin B. Es hilft beim Abbau von Homocystein, das Schädigungen am Herzen hervorrufen kann.

Pro Portion

• *Kilokalorien*	*87*
• *Eiweiß*	*4,4 g*
• *Kohlenhydrate*	*18 g*
• *Zucker*	*5 g*
• *Fett*	*0,4 g*
• *davon gesättigt*	*0,07 g*

1 Linsen, Zwiebel, Gemüse, Knoblauch, Brühe und Paprikapulver in einem großen Topf zum Kochen bringen und 10 Minuten kräftig kochen. Die Hitze reduzieren, abdecken und 20 Minuten köcheln lassen, bis das Gemüse gar ist.

2 Die Suppe leicht abkühlen lassen und dann in kleinen Partien in der Küchenmaschine oder mit dem Pürierstab glatt pürieren.

3 Die Suppe wieder in den Topf füllen und erhitzen. Mit Pfeffer abschmecken.

4 Zum Servieren die Suppe auf angewärmte Schalen verteilen und nach Belieben je einen Löffel Frischkäse oder saure Sahne darauf geben. Mit Schnittlauch bestreuen und knuspriges Brot dazu reichen.

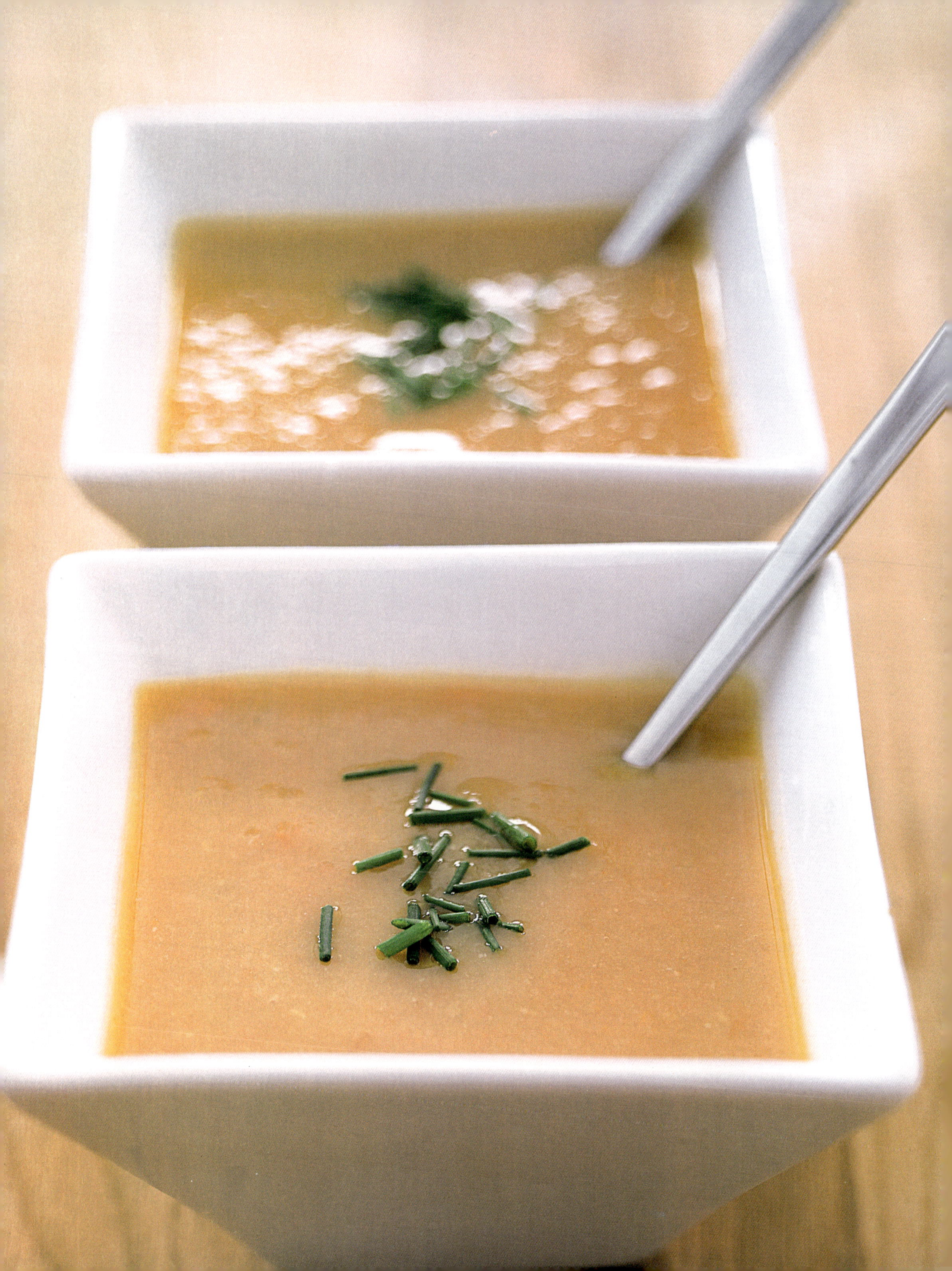

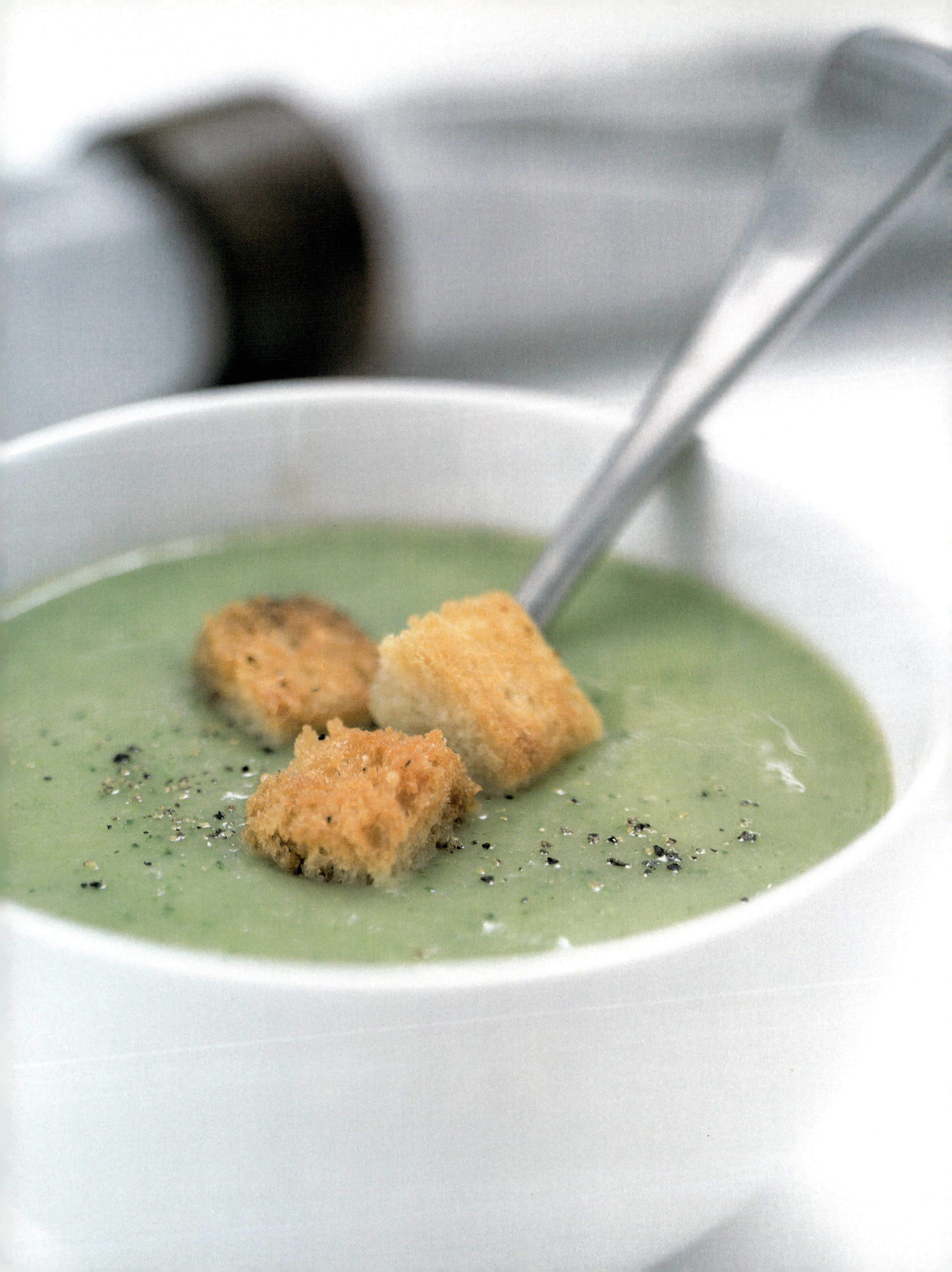

Für 6 Personen

Schnelle Brokkolisuppe

Zutaten
350 g Brokkoli
1 Porreestange, in Ringen
1 Selleriestange, in Ringen
1 Knoblauchzehe, zerdrückt
350 g Kartoffeln, in Würfeln
1 l Gemüsebrühe
1 Lorbeerblatt
Pfeffer
knuspriges Brot oder Croûtons, zum Servieren

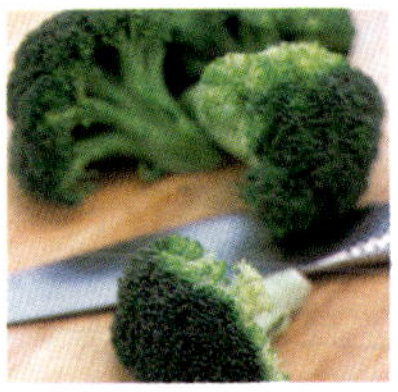

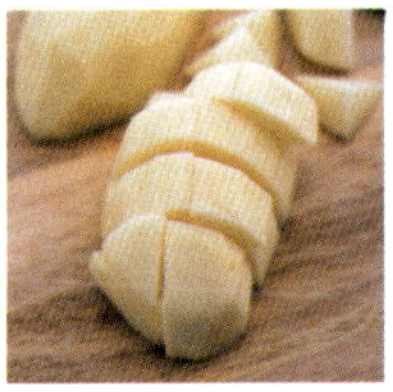

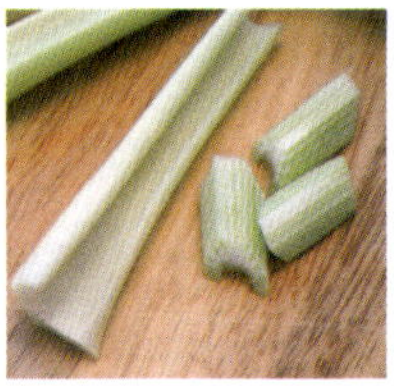

Nährwertangaben

Die in Brokkoli enthaltenen Vitamine B_3 und B_5 gelten als Garanten für ein ausgeglichenes Verhältnis zwischen „gutem" und „schlechtem" Cholesterin.

Pro Portion

- *Kilokalorien 140*
- *Eiweiß 5,6 g*
- *Kohlenhydrate 29 g*
- *Zucker 3,6 g*
- *Fett 1,3 g*
- *davon gesättigt 0,27 g*

1 Den Brokkoli in Röschen teilen und beiseite stellen. Die dickeren Brokkolistiele in 1 cm große Würfel schneiden und mit Porree, Sellerie, Knoblauch, Kartoffeln, Brühe und Lorbeerblatt in einen großen Topf geben. Zum Kochen bringen, dann die Hitze reduzieren, abdecken und 15 Minuten leicht köcheln lassen.

2 Die Brokkoliröschen zufügen und alles wieder aufkochen. Die Hitze reduzieren, abdecken und weitere 3–5 Minuten köcheln lassen, bis die Kartoffeln und die Brokkolistiele gar sind.

3 Vom Herd nehmen und leicht abkühlen lassen. Das Lorbeerblatt entfernen. Die Suppe in kleinen Partien in der Küchenmaschine oder mit dem Pürierstab glatt pürieren.

4 Die Suppe wieder in den Topf geben und gut erhitzen. Mit Pfeffer abschmecken. Auf angewärmte Suppenschalen verteilen und sofort mit knusprigem Brot oder Croûtons servieren.

Für 6 Personen

Bunte Gemüsesuppe

Zutaten

- 2 Karotten, in Scheiben
- 1 Zwiebel, in Würfeln
- 1 Knoblauchzehe, zerdrückt
- 350 g neue Kartoffeln, geschält und in Würfeln
- 2 Selleriestangen, in Ringen
- 115 g kleine Champignons, geviertelt
- 400 g gehackte Tomaten aus der Dose
- 600 ml Gemüsebrühe
- 1 Lorbeerblatt
- 1 TL gemischte getrocknete Kräuter oder 1 EL gemischte frische Kräuter
- 85 g Mais, tiefgekühlt oder aus der Dose, dann abgetropft
- 55 g Wirsing, geraspelt
- Pfeffer
- einige Basilikumblätter, zum Garnieren (nach Belieben)
- knusprige Mehrkorn- oder normale Brötchen, zum Servieren

Nährwertangaben

Mit diesem Gericht kommen Sie den für die Gesundheit Ihres Herzens entscheidenden täglichen 5 Portionen Obst und Gemüse schnell näher.

Pro Portion

- *Kilokalorien* 179
- *Eiweiß* 5,4 g
- *Kohlenhydrate* 34 g
- *Zucker* 6 g
- *Fett* 1,7 g
- *davon gesättigt* 0,07 g

1 Karotten, Zwiebel, Knoblauch, Kartoffeln, Sellerie, Pilze, Tomaten und Brühe in einen großen Topf geben. Lorbeerblatt und Kräuter einrühren. Zum Kochen bringen, dann die Hitze reduzieren, abdecken und 25 Minuten köcheln lassen.

2 Mais und Wirsing zufügen und wieder aufkochen. Die Hitze reduzieren, abdecken und weitere 5 Minuten köcheln lassen, bis das Gemüse gar ist. Das Lorbeerblatt entfernen. Mit Pfeffer abschmecken.

3 In angewärmte Suppenschalen füllen und nach Belieben mit Basilikum garnieren. Sofort mit knusprigen Brötchen servieren.

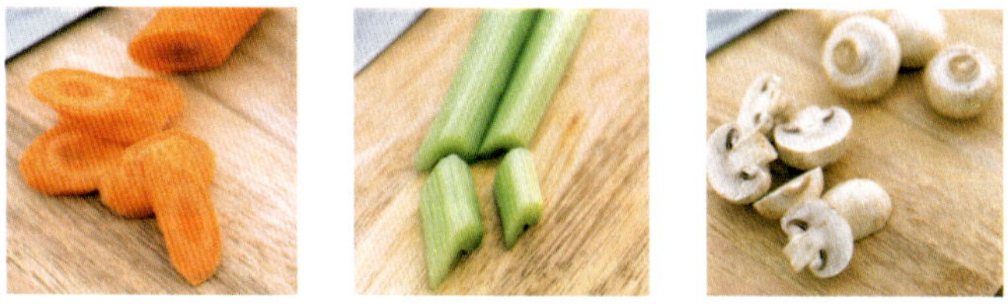

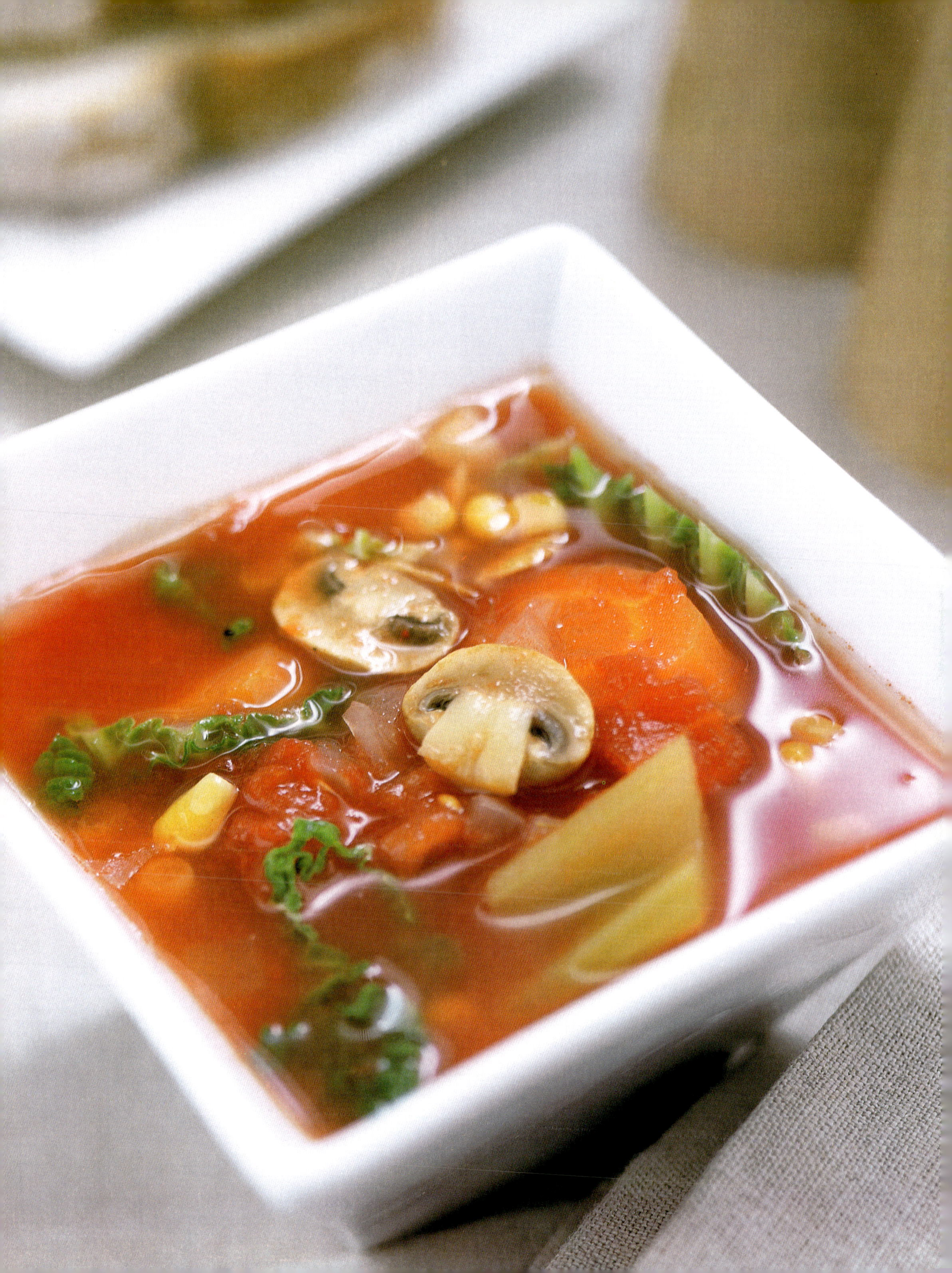

Für 4 Personen

Schnelle Makrelenpastete

Zutaten

250 g Räuchermakrelenfilets ohne Haut

150 g fettarmer Naturjoghurt

1 EL frisch gehackte Petersilie

1 EL Zitronensaft

fein abgeriebene Schale von ½ Zitrone

Pfeffer

Zum Garnieren

4 Zitronenspalten

einige frische glatte Petersilienblätter

Zum Servieren

1 rote Paprika, entkernt und in dicken Streifen

1 gelbe Paprika, entkernt und in dicken Streifen

2 Karotten, in Streifen

2 Selleriestangen, in Streifen

Vollkorn- oder Weißbrotscheiben, geröstet und in Dreiecke geschnitten

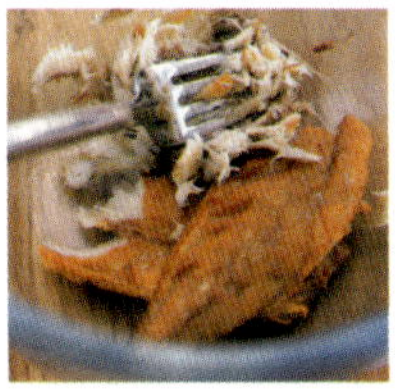

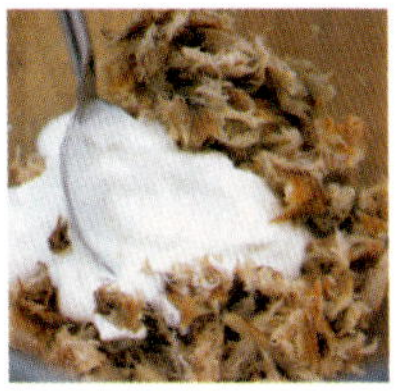

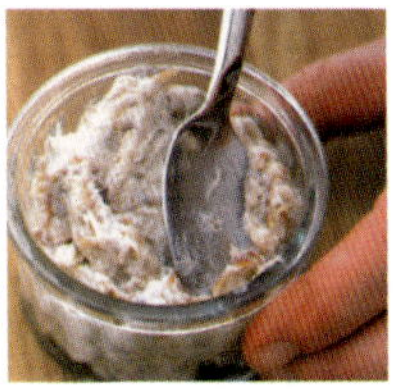

Nährwertangaben

Die Makrele enthält als fettreicher Fisch viele Omega-3-Fettsäuren, die das Herz vital halten.

Pro Portion

- *Kilokalorien* 190
- *Eiweiß* 17 g
- *Kohlenhydrate* 3,4 g
- *Zucker* 2,9 g
- *Fett* 11,7 g
- *davon gesättigt* 2,9 g

1 Die Makrelenfilets von allen Gräten befreien und den Fisch in eine kleine Schüssel geben. Mit einer Gabel zerkleinern und mit Joghurt, Petersilie, Zitronensaft und -schale vermengen. Mit Pfeffer würzen.

2 Die Pastete auf 4 Ramequin-Formen verteilen, abdecken und bis zum Verzehr in den Kühlschrank stellen oder sofort servieren.

3 Die Pastete mit Zitronenspalten und Petersilienblättern garnieren und mit den Gemüsestreifen und geröstetem Brot servieren.

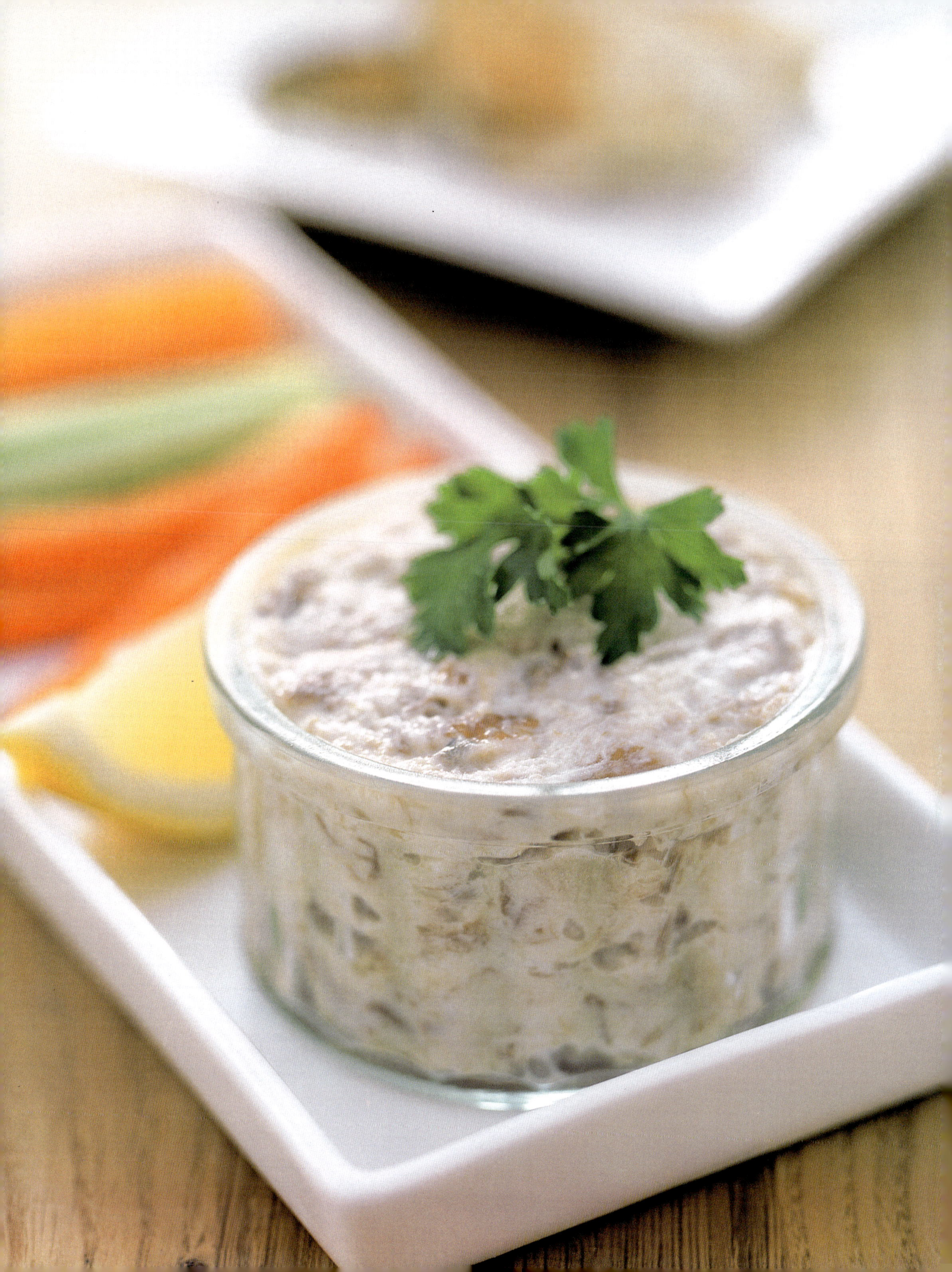

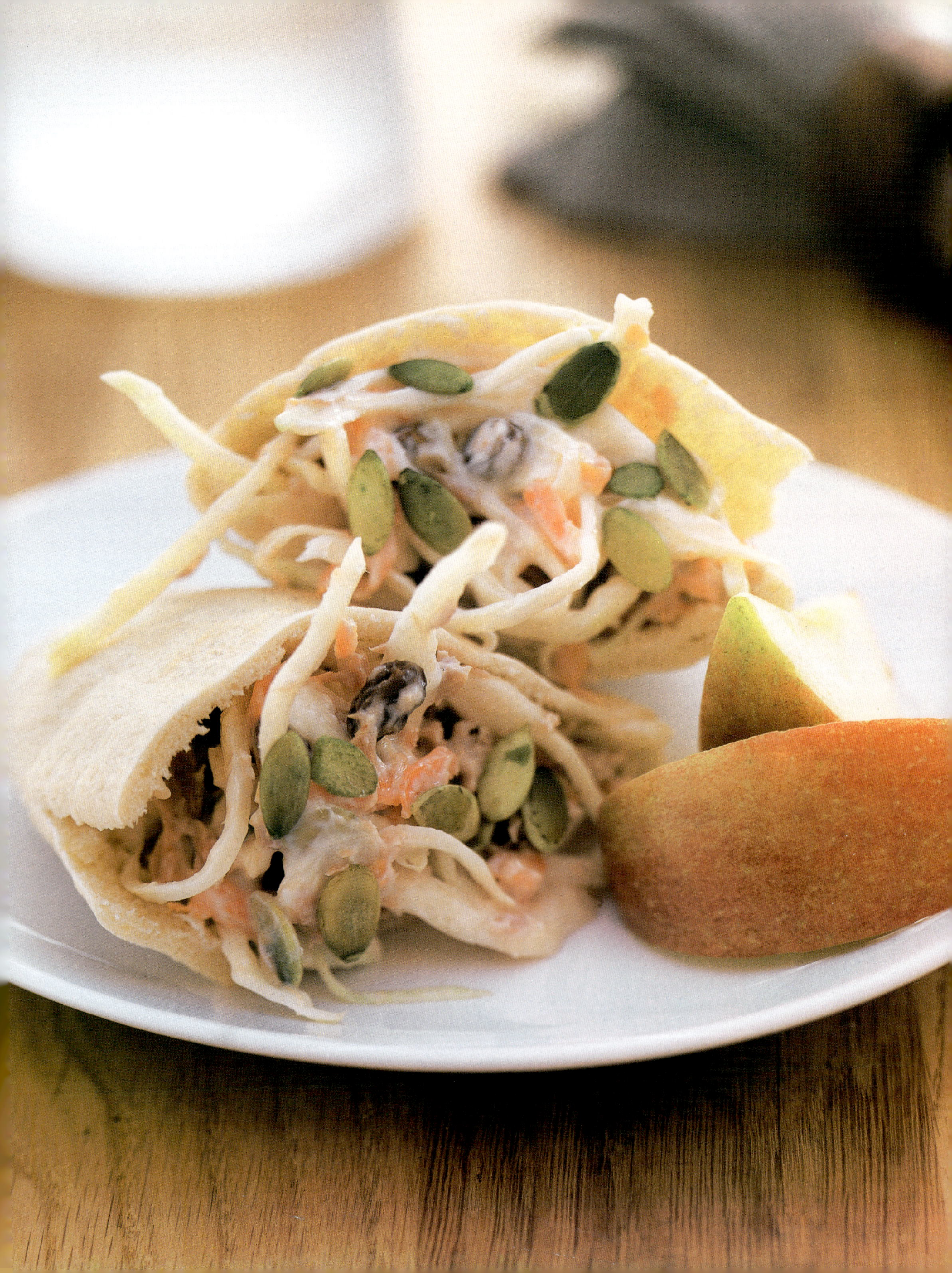

Für 4 Personen

Gefüllte Pitabrote mit Thunfisch

Zutaten

- 85 g Karotten, geraspelt
- 55 g Weißkohl, fein geraspelt
- 85 g fettarmer Naturjoghurt
- 1 TL Apfelessig
- 25 g Rosinen
- 200 g Thunfisch aus der Dose, im eigenen Saft, abgetropft
- 2 EL Kürbiskerne
- Pfeffer
- 4 Vollkorn- oder Weißbrot-Pitabrote
- 4 Tafeläpfel, zum Servieren

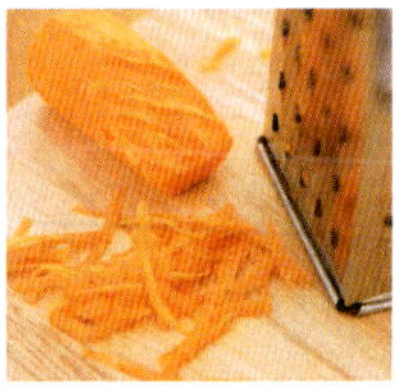

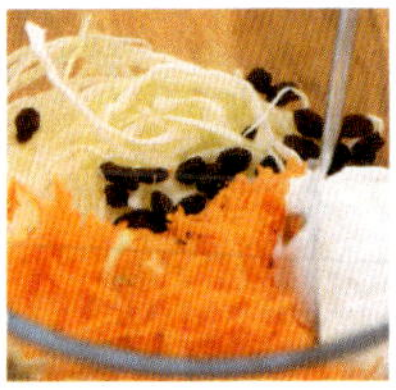

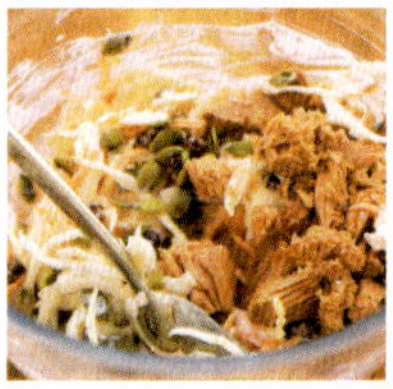

Nährwertangaben

Kürbiskerne enthalten sowohl Omega-3- als auch Omega-6-Fettsäuren, die beide das Herz schützen.

Pro Portion

- *Kilokalorien* 351
- *Eiweiß* 21 g
- *Kohlenhydrate* 59 g
- *Zucker* 21 g
- *Fett* 5,3 g
- *davon gesättigt* 1,6 g

1 Karotten, Kohl, Joghurt, Essig und Rosinen in einer Schüssel vermengen. Den Thunfisch und die Hälfte der Kürbiskerne vorsichtig unterrühren, dann alles mit Pfeffer abschmecken.

2 Die Pitabrote unter dem vorgeheizten Backofengrill oder auf dem Toaster leicht rösten, dann etwas abkühlen lassen. Jedes Brot halbieren. Die Füllung gleichmäßig auf die Pitabrote verteilen und mit den restlichen Kürbiskernen bestreuen. Die Äpfel entkernen und in Spalten schneiden, dann sofort zu den gefüllten Pitabroten servieren.

Für 4 Personen

Lachs-Avocado-Salat

Zutaten

- 450 g neue Kartoffeln
- 4 Lachsfilets, je ca. 115 g
- 1 Avocado
- Saft von 1/2 Zitrone
- 55 g junger Spinat
- 125 g gemischte grüne Salatblätter, darunter auch Brunnenkresse
- 12 Kirschtomaten, halbiert
- 55 g gehackte Walnusskerne

Für das Dressing

- 3 EL ungesüßter klarer Apfelsaft
- 1 TL Balsamico-Essig
- Pfeffer

Nährwertangaben
Lachs enthält die essenziellen Omega-3-Fettsäuren und Avocados sind reich an löslichen Ballaststoffen und Fetten, die das Herz schützen.

Pro Portion

- *Kilokalorien* 432
- *Eiweiß* 29 g
- *Kohlenhydrate* 34 g
- *Zucker* 4,5 g
- *Fett* 21 g
- *davon gesättigt* 2,1 g

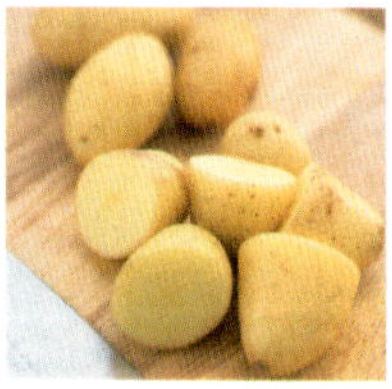

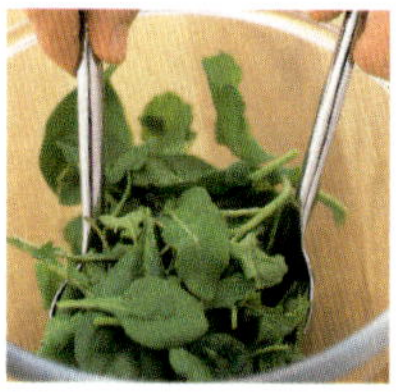

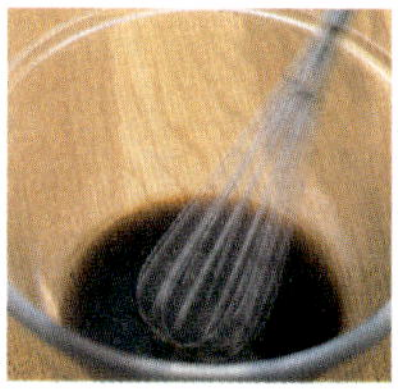

1 Die Kartoffeln in mundgerechte Stücke schneiden und in einem Topf mit kaltem Wasser zum Kochen bringen. Dann bei reduzierter Hitze abgedeckt 10–15 Minuten köcheln lassen, bis sie gar, aber noch bissfest sind. Abgießen und warm halten.

2 Unterdessen den Backofengrill auf mittlerer Hitze vorheizen. Den Lachs unter dem Grill 10–15 Minuten garen, dabei nach 5–7 Minuten wenden. Anschließend herausnehmen und warm halten.

3 Während Kartoffeln und Lachs garen, die Avocado halbieren, entkernen und schälen. Das Avocadofleisch in Scheiben schneiden und mit Zitronensaft beträufeln, um eine Verfärbung zu verhindern.

4 Den Spinat mit den Salatblättern in einer großen Servierschüssel vermengen und auf 4 Salatteller verteilen. Je 6 Kirschtomatenhälften auf jeden Salatteller legen.

5 Den Lachs mit einer Gabel zerteilen und zusammen mit den Kartoffeln auf die Teller verteilen. Mit Walnüssen bestreuen.

6 Für das Dressing Apfelsaft und Essig in einer kleinen Schüssel mischen und gut mit Pfeffer würzen. Über den Salat träufeln und diesen sofort servieren.

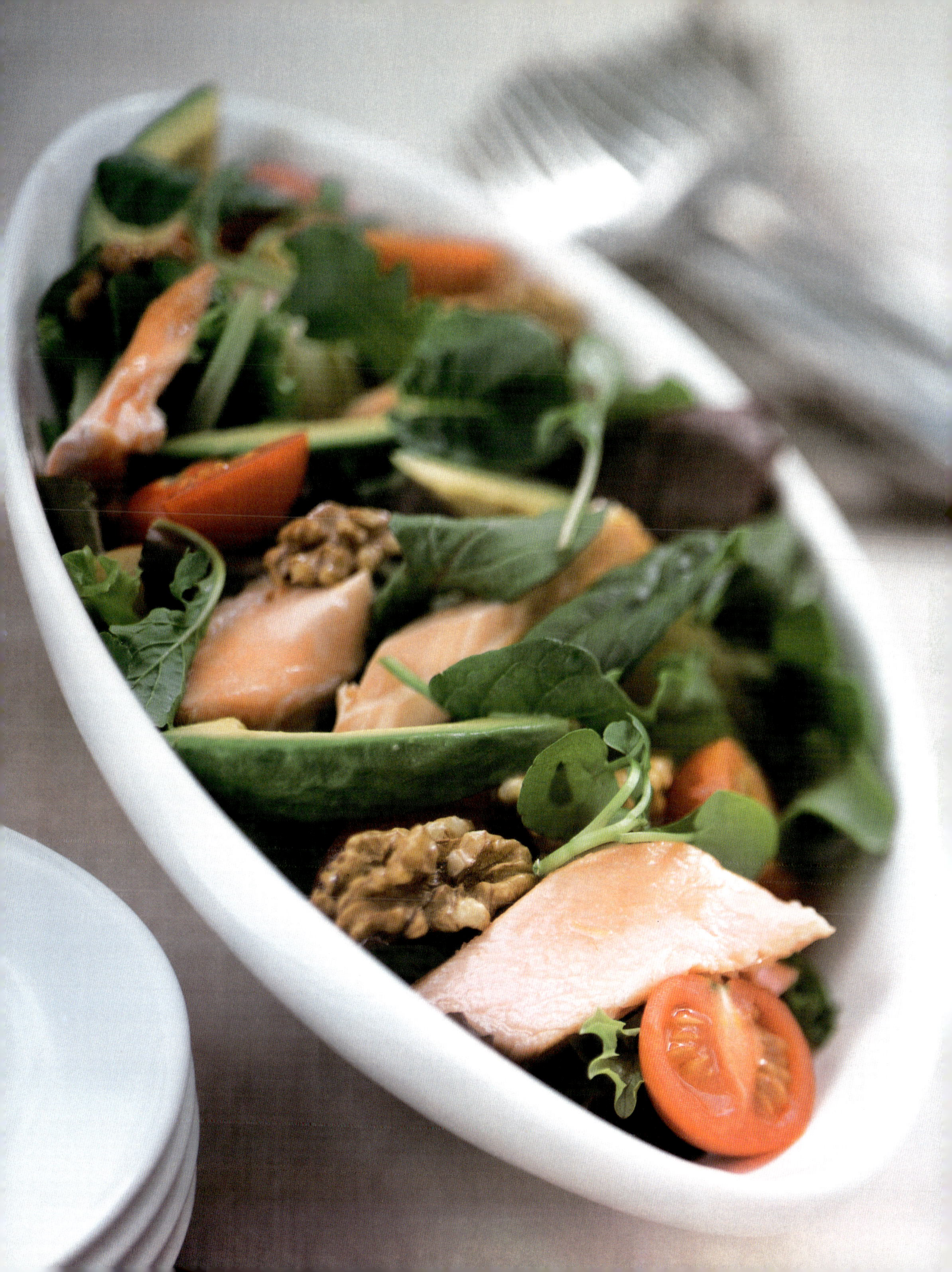

Für 4 Personen

Hühnchen-Wraps

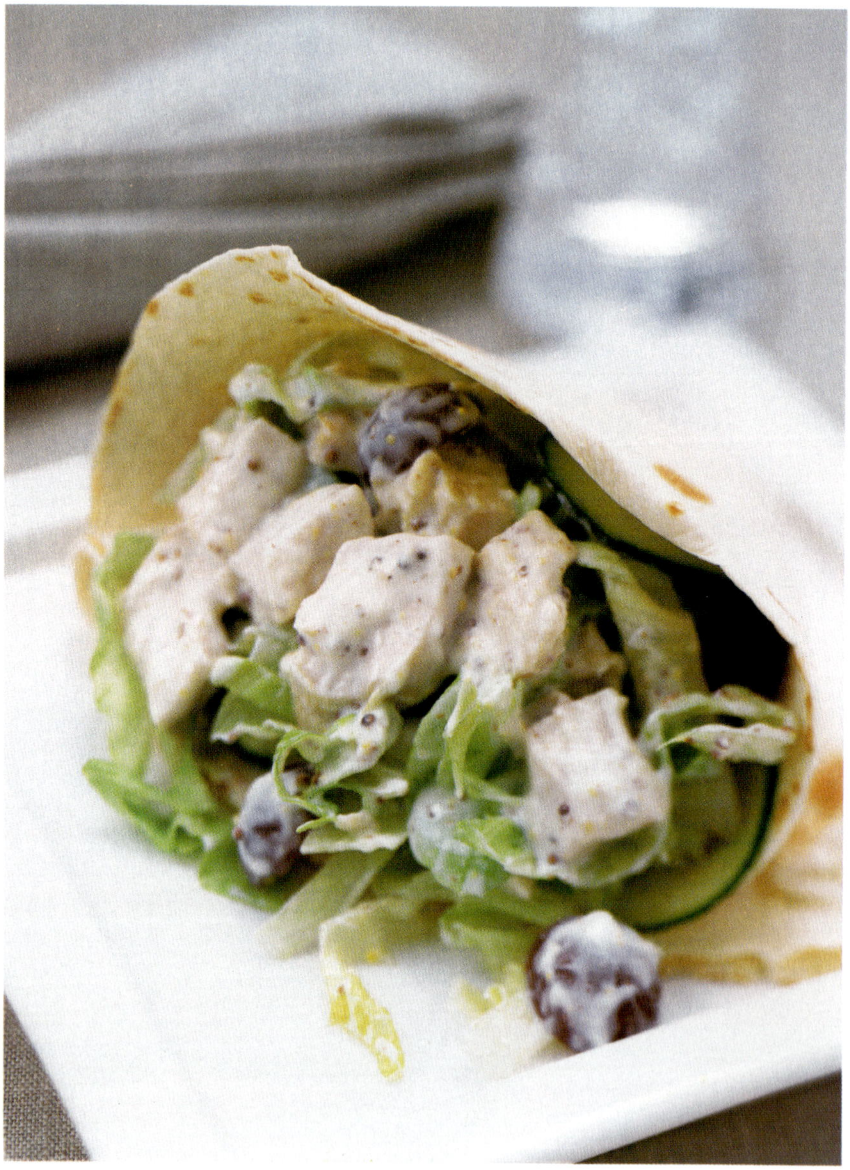

Zutaten

- 150 g fettarmer Naturjoghurt
- 1 EL körniger Senf
- Pfeffer
- 280 g gekochtes Hähnchenbrustfilet, in Würfeln
- 40 g Eisbergsalat, geraspelt
- 85 g Salatgurke, in dünnen Scheiben
- 2 Selleriestangen, in Ringen
- 85 g blaue kernlose Trauben, halbiert
- 8 weiche Weizentortillas je 20 cm Ø oder 4 weiche Weizentortillas je 25 cm Ø

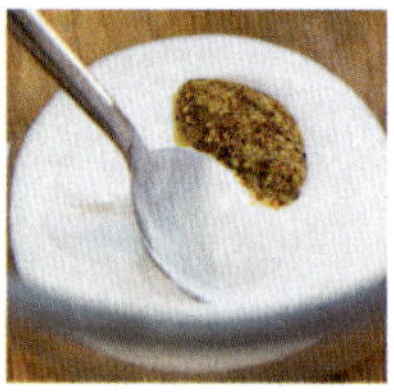

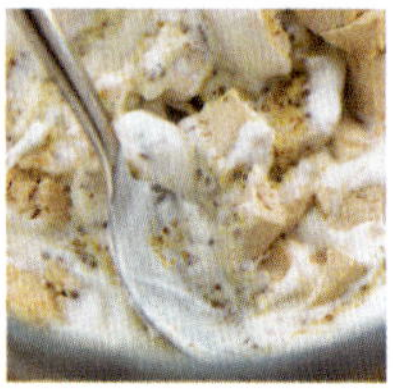

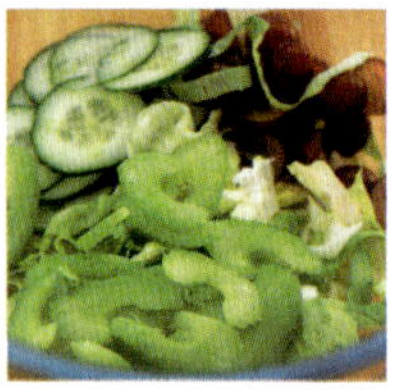

Nährwertangaben

Hühnerfleisch enthält nur wenig gesättigtes Fett und zudem vollständige Proteine. Es unterstützt somit auch den Aufbau von Herzzellen.

Pro Portion

- *Kilokalorien* 269
- *Eiweiß* 26,5 g
- *Kohlenhydrate* 34 g
- *Zucker* 7,2 g
- *Fett* 2,6 g
- *davon gesättigt* 0,7 g

1 Joghurt und Senf in einer Schüssel verrühren und mit Pfeffer abschmecken. Das Hühnerfleisch zugeben und gut untermengen.

2 Eisbergsalat, Gurke, Sellerie und Trauben in einer Schüssel vermengen.

3 Eine Tortilla halb einschlagen, dann noch einmal, sodass eine Tasche entsteht. Die Tasche zur Hälfte mit Salat füllen, dann mit der Fleischmischung auffüllen. Ebenso mit den restlichen Tortillas verfahren. Sofort servieren.

Ergibt 9 Stück

Herzhafte Zwiebel-Paprika-Brötchen

Zutaten
Sonnenblumenöl, zum Einfetten
175 g Weizenmehl, plus etwas mehr zum Bestäuben
55 g Weizenvollkornmehl
2 1/2 TL Backpulver
Pfeffer
55 g mehrfach ungesättigte Margarine
55 g rote Zwiebeln, fein gehackt
55 g rote Paprika, entkernt und in feinen Würfeln
125 ml entrahmte oder fettarme Milch, plus etwas mehr zum Bestreichen
gemischte Salatblätter, zum Servieren

1 Den Backofen auf 230 °C vorheizen. Ein Backblech leicht einfetten.

2 Mehle und Backpulver in einer Schüssel mischen. Pfeffer zugeben und die Margarine mit den Fingerspitzen mit der Mehlmischung zu feinen Krümeln verreiben.

3 Zwiebeln und Paprika unterrühren und genügend Milch zufügen, bis ein weicher, nicht klebriger Teig entsteht.

4 Den Teig auf einer leicht bemehlten Arbeitsplatte zu einem Quadrat von etwa 2 cm Dicke ausrollen. Mit einem scharfen Messer 9 gleich große Quadrate ausschneiden und zu runden Brötchen formen.

5 Die Brötchen auf dem Backblech mit etwas Abstand verteilen, da sie noch aufgehen. Mit Milch bestreichen und im Backofen 12–15 Minuten backen, bis sie aufgegangen und goldbraun sind.

6 Herausnehmen und warm mit einem gemischten Salat servieren. Die Brötchen schmecken frisch am besten, können aber 24 Stunden aufbewahrt werden.

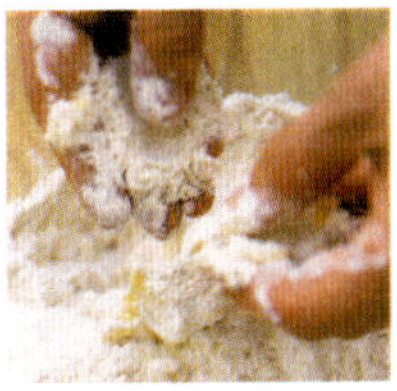

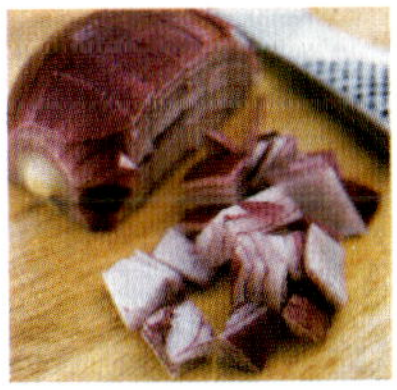

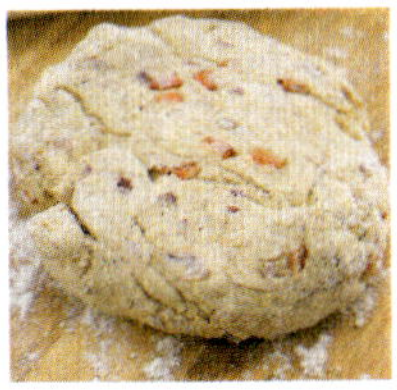

Nährwertangaben

Zwiebeln enthalten den Wirkstoff Quercetin, der als förderlich für das Herz gilt. Er findet sich auch in Apfelschalen und in grünem Tee.

Pro Portion

• *Kilokalorien*	*149*
• *Eiweiß*	*3,2 g*
• *Kohlenhydrate*	*20 g*
• *Zucker*	*1,6 g*
• *Fett*	*6,3 g*
• *davon gesättigt*	*1,2 g*

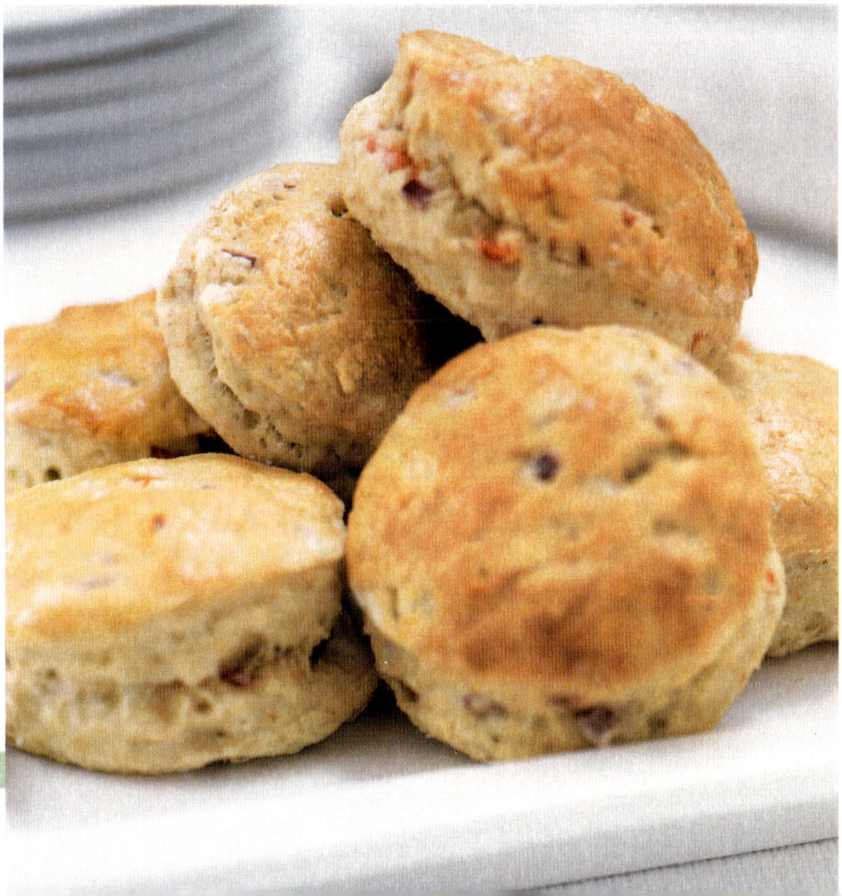

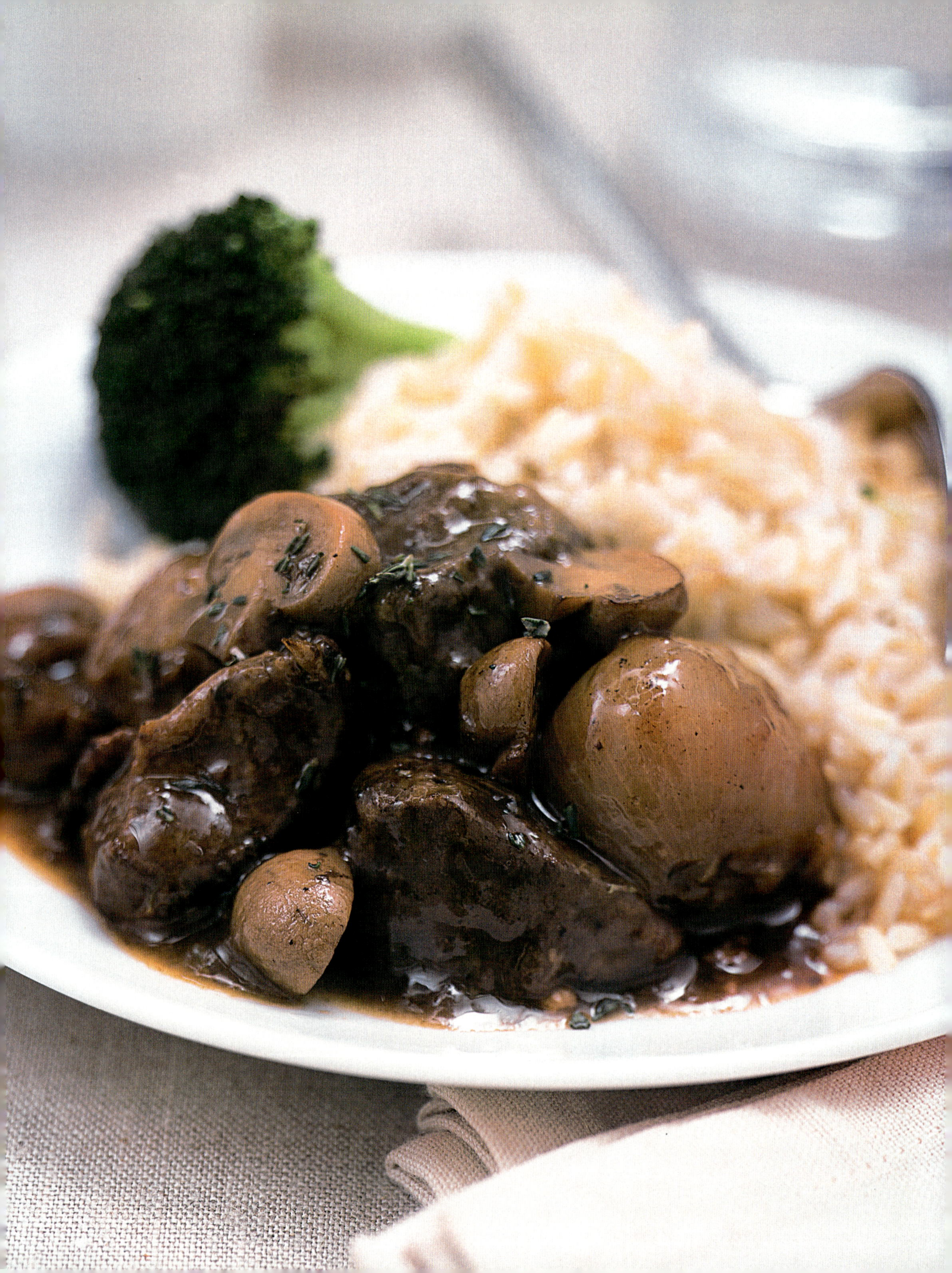

Fisch, Fleisch & Geflügel

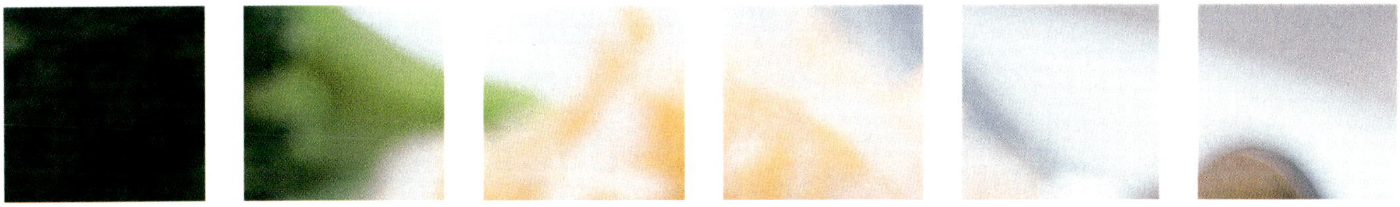

Nehmen Sie zum Kochen immer mageres Fleisch, entfernen Sie von Geflügel die Haut und essen Sie mehr Fisch – auf diese Weise reduziert sich schnell der Anteil an gesättigten Fettsäuren in Ihrer Nahrung, und das ohne Geschmackseinbußen! Die Rezepte in diesem Kapitel zeigen Ihnen, wie Sie Fleisch und Fisch auf eine gesunde Art zubereiten, mit leckeren Beilagen wie Nudeln, Reis, Couscous, Brot, Salat und Gemüse der Saison.

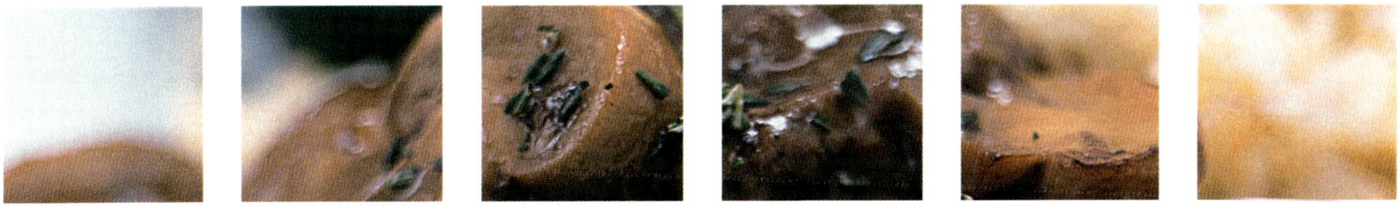

Für 4 Personen

Geräucherter Schellfisch mit Tagliatelle

Zutaten

- 450 g geräucherte Schellfischfilets
- 280 g grüne Tagliatelle
- 600 ml entrahmte oder fettarme Milch
- 4 EL Speisestärke
- 2 Schalotten, fein gehackt
- 2 EL frische Schnittlauchröllchen
- Pfeffer
- Tomatenscheiben, zum Servieren

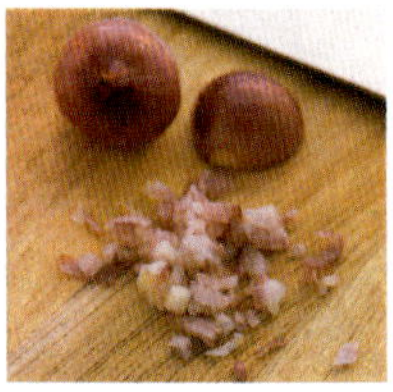
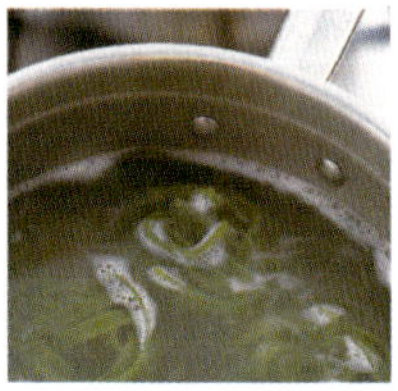
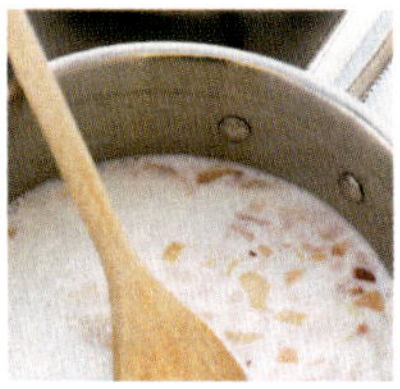

1 Den Schellfisch mit einem scharfen Messer von der Haut befreien. Den Fisch in Stücke schneiden, dabei alle Gräten entfernen.

2 Wasser in einem großen Topf zum Kochen bringen, die Tagliatelle zufügen und aufkochen. 8–10 Minuten kochen, bis die Nudeln bissfest sind.

3 Unterdessen 125 ml Milch mit der Speisestärke in einer hitzebeständigen Schüssel (850 ml Inhalt) mischen. Die restliche Milch mit den Schalotten in einem Topf zum Kochen bringen. Die kochende Milch unter ständigem Rühren in die Stärkemischung gießen, bis die Sauce andickt.

4 Den Fisch in die Sauce rühren, die Hitze reduzieren und alles 5 Minuten leicht köcheln lassen, bis der Fisch gar ist. Die Hälfte des Schnittlauchs einrühren.

5 Die Nudeln abgießen und wieder in den Topf geben. Den Fisch mitsamt Sauce unterrühren und alles mit Pfeffer würzen. Sofort mit dem restlichen Schnittlauch garnieren und mit den Tomatenscheiben servieren.

Nährwertangaben

Schellfisch ist zwar kein fettreicher Fisch, doch er enthält viel Vitamin A – ein Antioxidans, das vor Herzschädigungen schützt.

Pro Portion

- *Kilokalorien* 48
- *Eiweiß* 39 g
- *Kohlenhydrate* 48 g
- *Zucker* 6,7 g
- *Fett* 12 g
- *davon gesättigt* 4,5 g

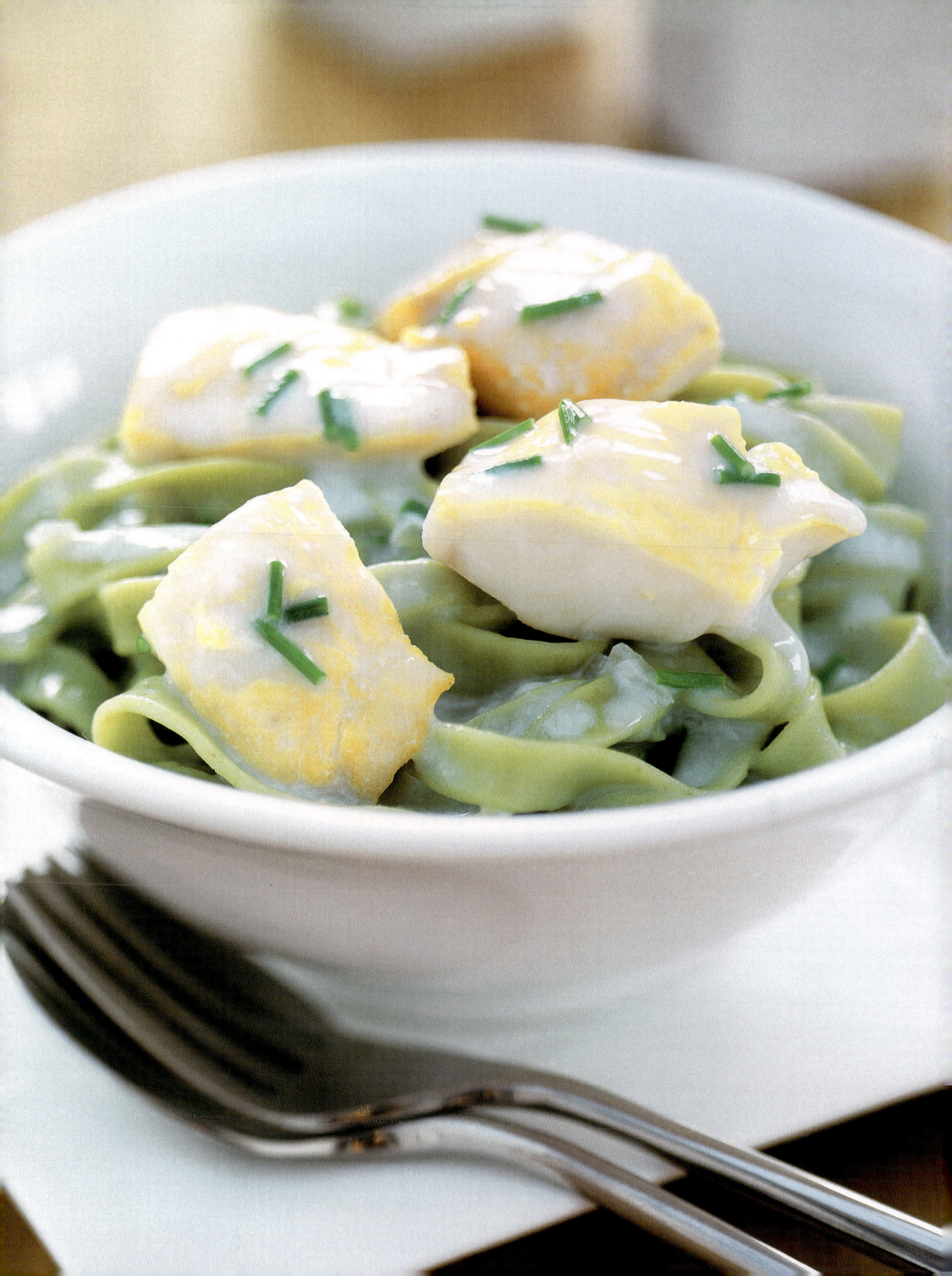

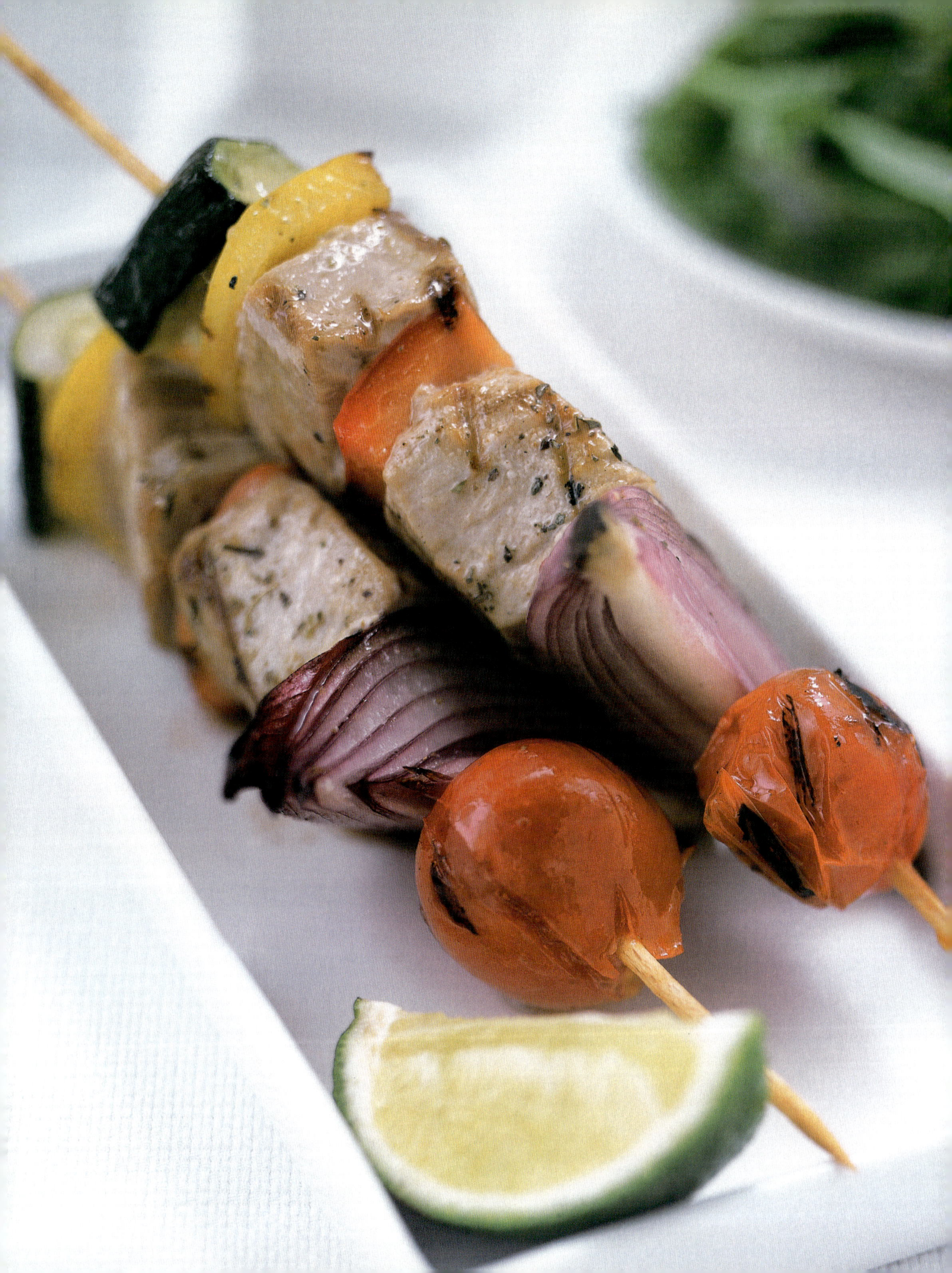

Für 4 Personen

Thunfisch-Gemüse-Spieße

Zutaten

- 4 Thunfischsteaks, je ca. 140 g
- 2 rote Zwiebeln
- 12 Kirschtomaten
- 1 rote Paprika, entkernt und in 2,5 cm großen Stücken
- 1 gelbe Paprika, entkernt und in 2,5 cm großen Stücken
- 1 Zucchini, in Scheiben
- 1 EL frisch gehackter Oregano
- 4 EL natives Olivenöl extra
- Pfeffer
- Limettenspalten, zum Garnieren

Zum Servieren

- gemischter Salat
- gekochter Couscous, neue Kartoffeln oder Brot

1 Den Backofengrill stark vorheizen. Den Thunfisch in 2,5 cm große Stücke schneiden. Die Zwiebeln schälen, dabei den Wurzelteil intakt lassen, und in jeweils 6 Spalten schneiden.

2 Fisch und Gemüse abwechselnd auf 8 zuvor in Wasser eingeweichte Spieße verteilen und diese auf den Grillrost legen.

3 Oregano und Öl in einer kleinen Schale mischen und mit Pfeffer würzen. Die Spieße leicht mit dem Öl bepinseln und unter dem Grill 10–15 Minuten von allen Seiten grillen. Falls nicht alle Spieße auf den Rost passen, in mehreren Partien grillen und die fertigen Spieße warm halten. Oder die Spieße auf dem Holzkohlegrill zubereiten.

4 Die Spieße mit Limettenspalten garnieren und mit gemischtem Salat, gekochtem Couscous, neuen Kartoffeln oder Brot servieren.

Nährwertangaben

Wenn Sie viele verschiedene Obst- und Gemüsesorten verzehren, sorgen Sie für ausreichend Kalium im Körper – es senkt den Blutdruck und schützt vor Herzkrankheiten.

Pro Portion

- *Kilokalorien* 371
- *Eiweiß* 35 g
- *Kohlenhydrate* 15 g
- *Zucker* 7,7 g
- *Fett* 20 g
- *davon gesättigt* 0,08 g

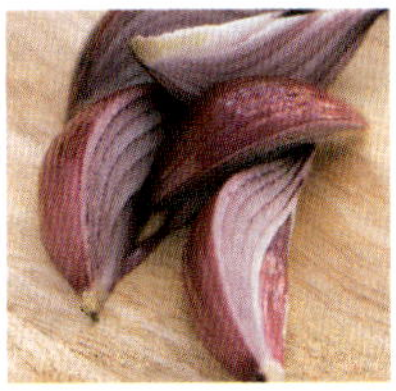

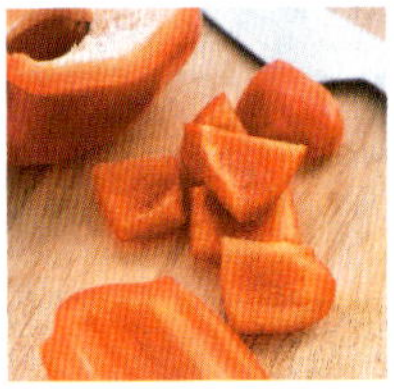

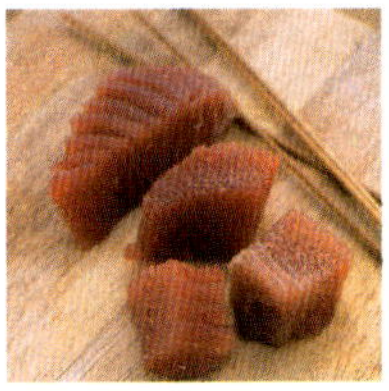

Für 4 Personen

Gebackener Zitronendorsch

Nährwertangaben

Weißer Fisch wie Dorsch oder Flunder enthält kaum gesättigte Fettsäuren, aber viele Proteine. Diese sind für den Aufbau neuer Zellen wichtig.

Pro Portion

- *Kilokalorien* *121*
- *Eiweiß* *25 g*
- *Kohlenhydrate* *2,6 g*
- *Zucker* *1,2 g*
- *Fett* *1,3 g*
- *davon gesättigt* *0,02 g*

Zutaten

- 115 g Salatgurke
- 2 Selleriestangen
- 4 dicke Dorschfilets, je ca. 140 g
- 1 EL frisch gehackte Petersilie
- abgeriebene Schale und Saft von 1 Zitrone
- Pfeffer
- Zitronenspalten, zum Garnieren
- gekochte neue Kartoffeln, bissfest gekochtes Saisongemüse oder Salat, zum Servieren

1 Den Backofen auf 200 °C vorheizen. Gurke und Sellerie in feine, lange Streifen schneiden und auf dem Boden einer Auflaufform verteilen. Die Form sollte groß genug sein, um die Fischfilets darin nebeneinander platzieren zu können.

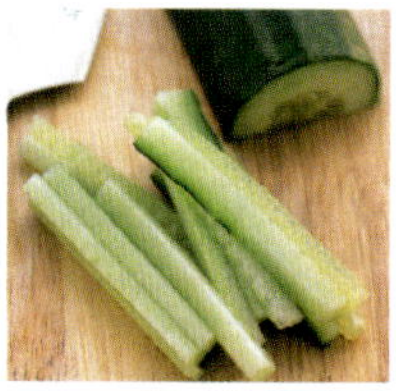

2 Die Dorschfilets auf das Gemüse legen und mit Petersilie und Zitronenschale bestreuen sowie mit Zitronensaft beträufeln. Mit Pfeffer würzen. Die Form mit Alufolie abdecken und den Fisch im Backofen etwa 20 Minuten – je nach Dicke der Filets – garen, bis er weiß ist und sich leicht zerteilen lässt.

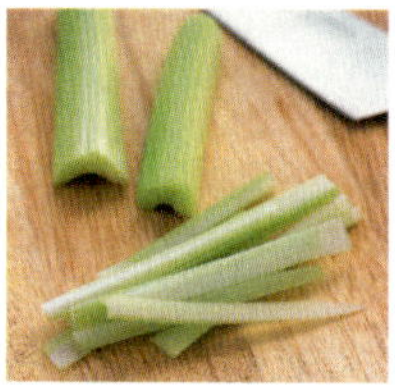

3 Fisch und Gemüse auf einer angewärmten Servierplatte anrichten und mit der Kochflüssigkeit beträufeln. Mit den Zitronenspalten garnieren und sofort mit neuen Kartoffeln, Saisongemüse oder Salat servieren.

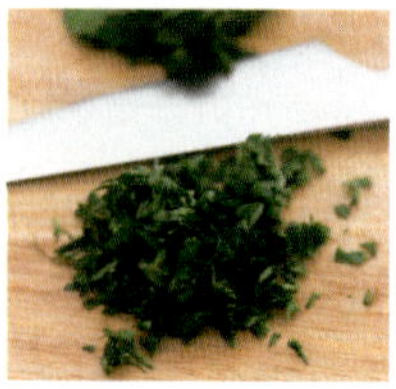

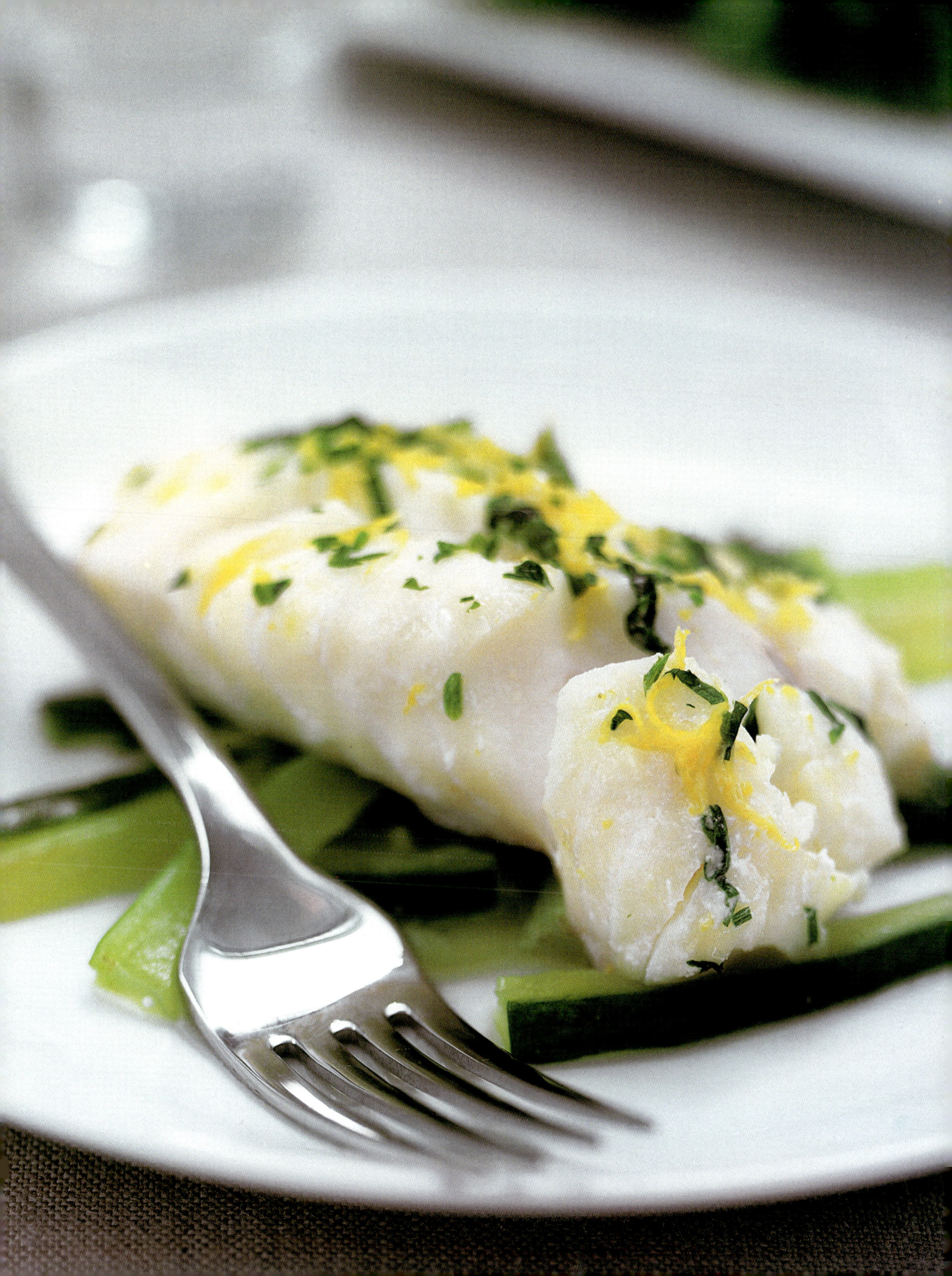

Für 4 Personen

Teriyaki-Lachs mit chinesischen Nudeln

Zutaten

- 4 Lachsfilets, je ca. 200 g
- 125 ml Teriyaki-Sauce
- 1 Schalotte, in Ringen
- 2-cm-Stück Ingwerwurzel, fein gehackt
- 2 Karotten, in Scheiben
- 115 g kleine Champignons, in Scheiben
- 1,2 l Gemüsebrühe
- 250 g chinesische Eiernudeln
- 115 g tiefgekühlte Erbsen
- 175 g Chinakohl, geraspelt
- 4 Frühlingszwiebeln, in Ringen

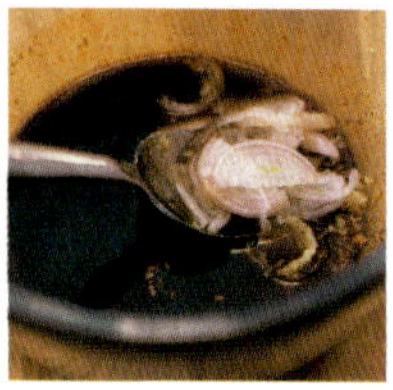

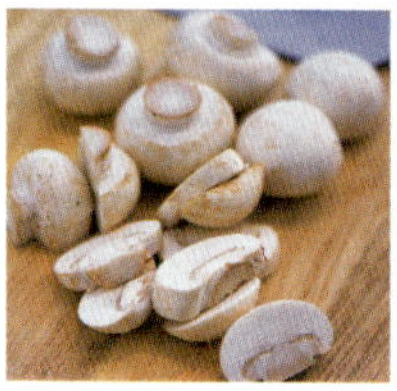

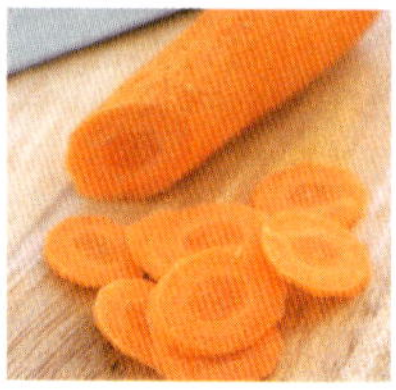

1 Die Lachsfilets in eine metallfreie Schüssel geben, die groß genug ist, um die Filets darin nebeneinander zu platzieren. Die Teriyaki-Sauce mit Schalotte und Ingwer in einer kleinen Schüssel mischen und über den Fisch gießen. Abdecken und mindestens 1 Stunde im Kühlschrank marinieren, nach 30 Minuten wenden.

2 Karotten, Pilze und Brühe in einen großen Topf geben. Die Lachsfilets in eine flache Auflaufform legen, die aufgefangene Marinade zum Gemüse in den Topf geben. Zum Kochen bringen, die Hitze reduzieren, abdecken und 10 Minuten köcheln lassen.

3 Unterdessen den Backofengrill auf mittlerer Hitze vorheizen. Den Lachs je nach Dicke der Filets 10–15 Minuten unter dem Grill garen, bis das Fleisch rosa und leicht zu zerteilen ist. Aus dem Ofen nehmen und warm halten.

4 Nudeln und Erbsen zur Brühe geben und diese wieder zum Kochen bringen. Die Hitze reduzieren, abdecken und 5 Minuten köcheln lassen, bis die Nudeln gar sind. Den Chinakohl und die Frühlingszwiebeln einrühren und 1 Minute erhitzen.

5 Vorsichtig 300 ml der Brühe in einen kleinen hitzebeständigen Behälter füllen und beiseite stellen. Die restliche Brühe abseihen und entsorgen. Nudeln und Gemüse auf 4 angewärmte Servierschalen verteilen und mit je einem Lachsfilet belegen. Etwas zurückbehaltene Brühe über jede Portion gießen. Sofort servieren.

Nährwertangaben

Erbsen sind Hülsenfrüchte, kein Gemüse. Sie enthalten viel wertvolles Vitamin B und lösliche Ballaststoffe, die auch bei Tiefkühlware erhalten bleiben.

Pro Portion

- *Kilokalorien* 533
- *Eiweiß* 49 g
- *Kohlenhydrate* 34,7 g
- *Zucker* 13 g
- *Fett* 22,4 g
- *davon gesättigt* 5,7 g

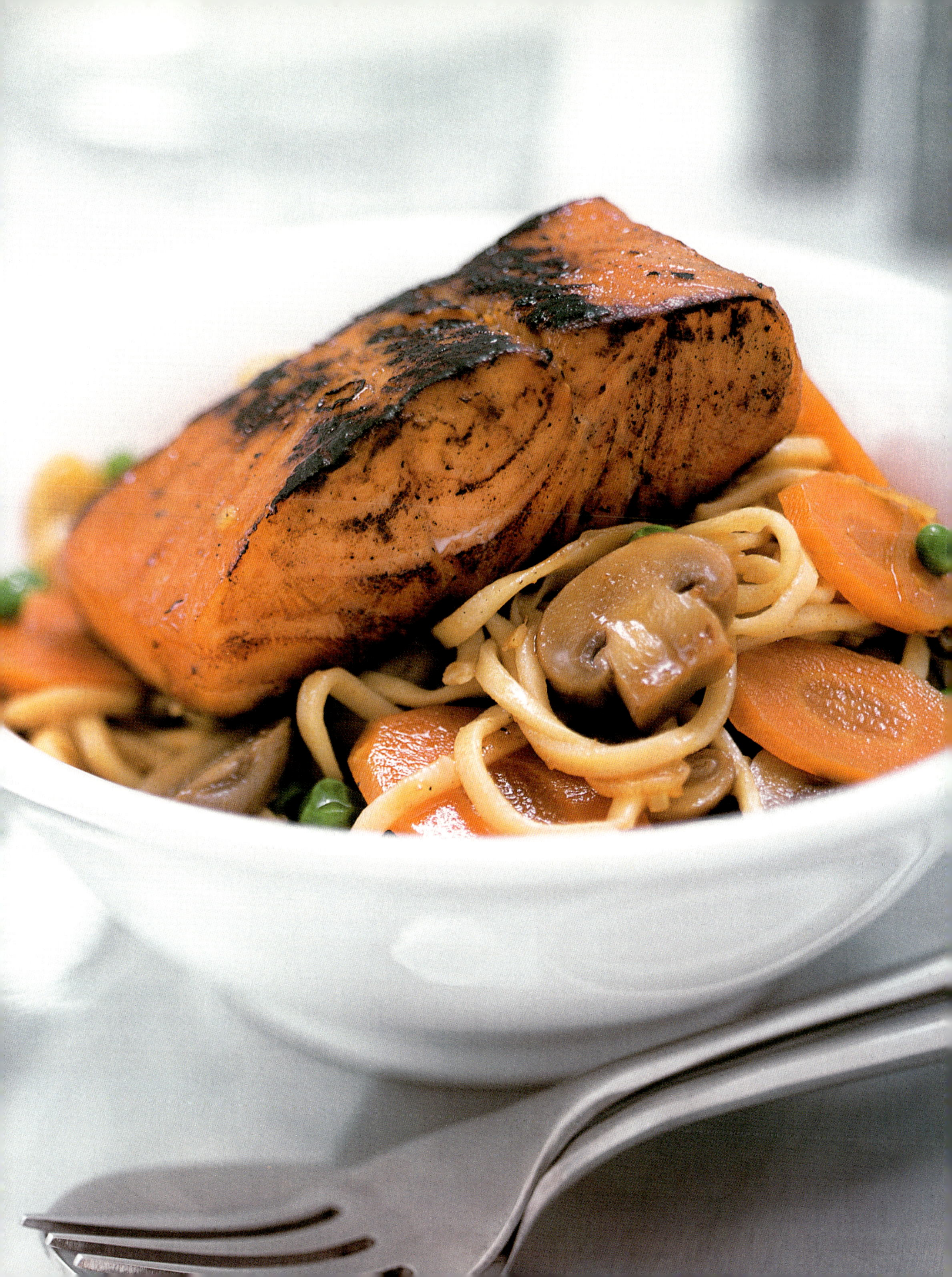

Für 4 Personen

Bœuf bourguignon

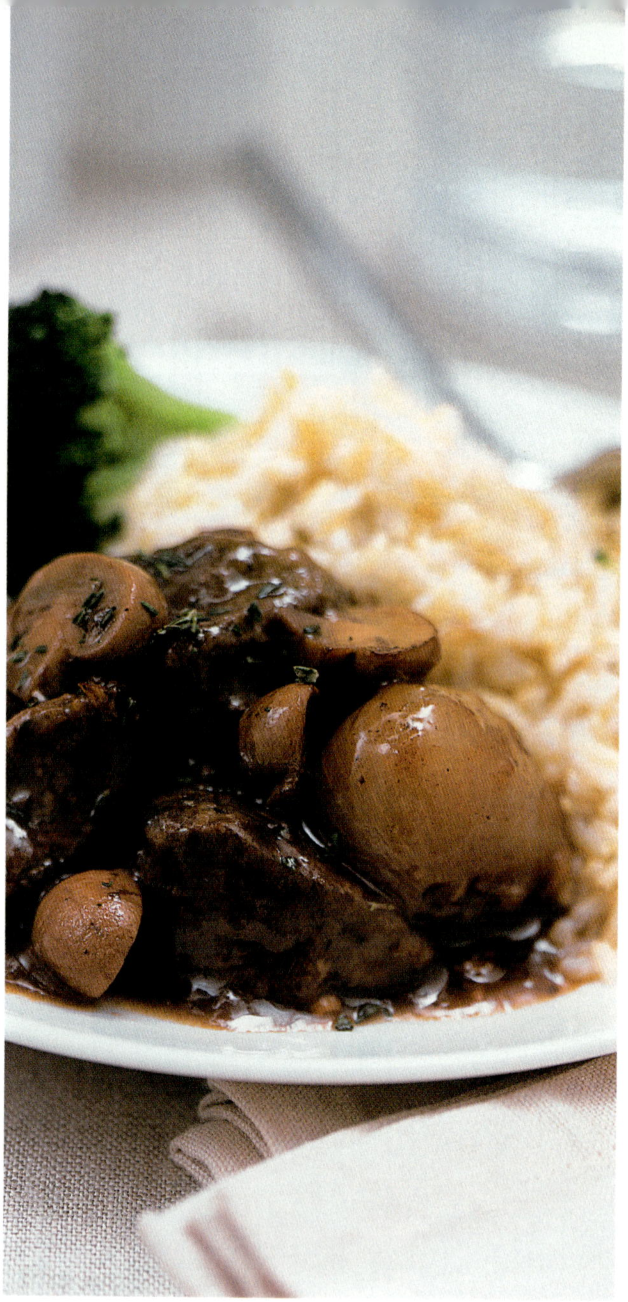

Zutaten

- 400 g mageres Rindfleisch
- 2 Scheiben salzreduzierter Schinkenspeck
- 12 Schalotten, geschält
- 1 Knoblauchzehe, zerdrückt
- 225 g kleine Champignons, in Scheiben
- 300 ml Rotwein
- 425 ml Rinderbrühe
- 2 Lorbeerblätter
- 2 EL frisch gehackter Thymian
- 55 g Speisestärke
- 100 ml kaltes Wasser
- Pfeffer

Zum Servieren

- gekochter Vollkorn- oder weißer Reis
- bissfest gekochtes Saisongemüse

Nährwertangaben

Vollkornreis enthält mehr unlösliche Ballaststoffe und Vitamin B als weißer Reis. Beides hilft bei der Entschlackung des Körpers.

Pro Portion

• *Kilokalorien*	*376*
• *Eiweiß*	*35 g*
• *Kohlenhydrate*	*20 g*
• *Zucker*	*1,6 g*
• *Fett*	*11 g*
• *davon gesättigt*	*4,1 g*

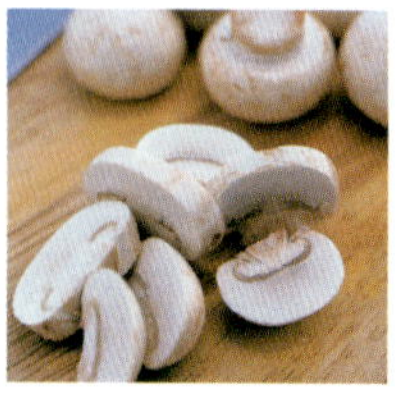

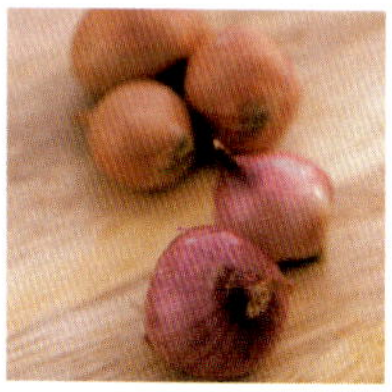

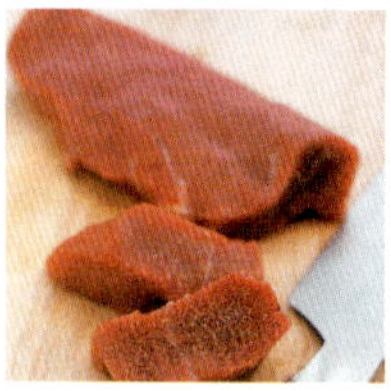

1 Rindfleisch und Speck von allem sichtbaren Fett befreien und in mundgerechte Stücke schneiden. Mit Schalotten, Knoblauch, Pilzen, Wein, Brühe, Lorbeerblättern und 1 EL Thymian in einem großen Topf zum Kochen bringen, dann bei reduzierter Hitze abgedeckt 50 Minuten köcheln lassen, bis Fleisch und Schalotten weich sind.

2 Die Speisestärke in einer kleinen Schüssel mit dem Wasser mischen und in den Eintopf rühren. Diesen unter Rühren kochen, bis die Brühe eindickt. Die Hitze reduzieren und weitere 5 Minuten köcheln lassen. Mit Pfeffer abschmecken.

3 Die Lorbeerblätter entfernen. Das Bœuf bourguignon in eine angewärmte Servierschüssel füllen und mit dem restlichen Thymian bestreuen. Mit Reis und Saisongemüse servieren.

Für 4 Personen

Marokkanischer Eintopf mit Aprikosen

1 Putenfleisch, Zwiebel, Kreuzkümmel, Zimt, Tabasco, Kichererbsen und Brühe in einen großen Topf geben. Zum Kochen bringen, dann die Hitze reduzieren, abdecken und 15 Minuten köcheln lassen.

2 Die Aprikosen einrühren und wieder aufkochen. Die Hitze reduzieren, abdecken und 15 Minuten köcheln lassen, bis das Fleisch gar und zart ist.

3 Die Speisestärke in einer kleinen Schüssel mit dem Wasser mischen und in den Eintopf rühren. Unter Rühren kochen, bis die Brühe eindickt. Die Hitze reduzieren, abdecken und weitere 5 Minuten köcheln lassen.

4 Die Hälfte des Korianders unterrühren. Den Eintopf in eine angewärmte Servierschüssel füllen und mit dem restlichen Koriander bestreuen. Mit Couscous, Reis oder Süßkartoffeln servieren.

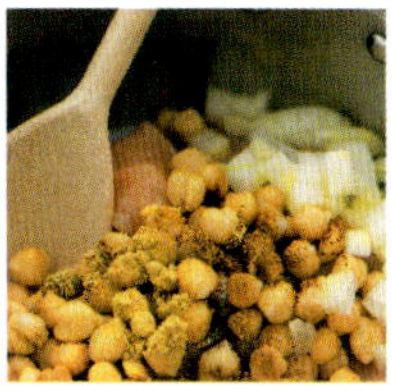

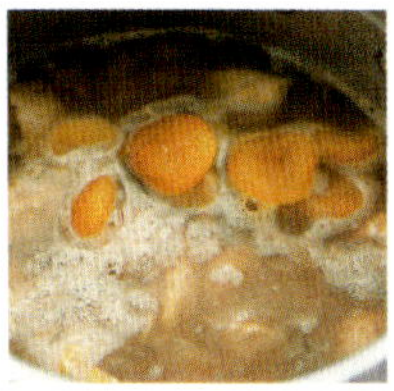

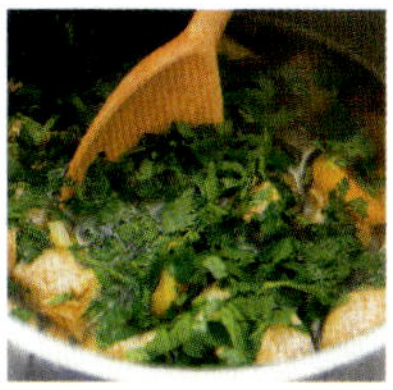

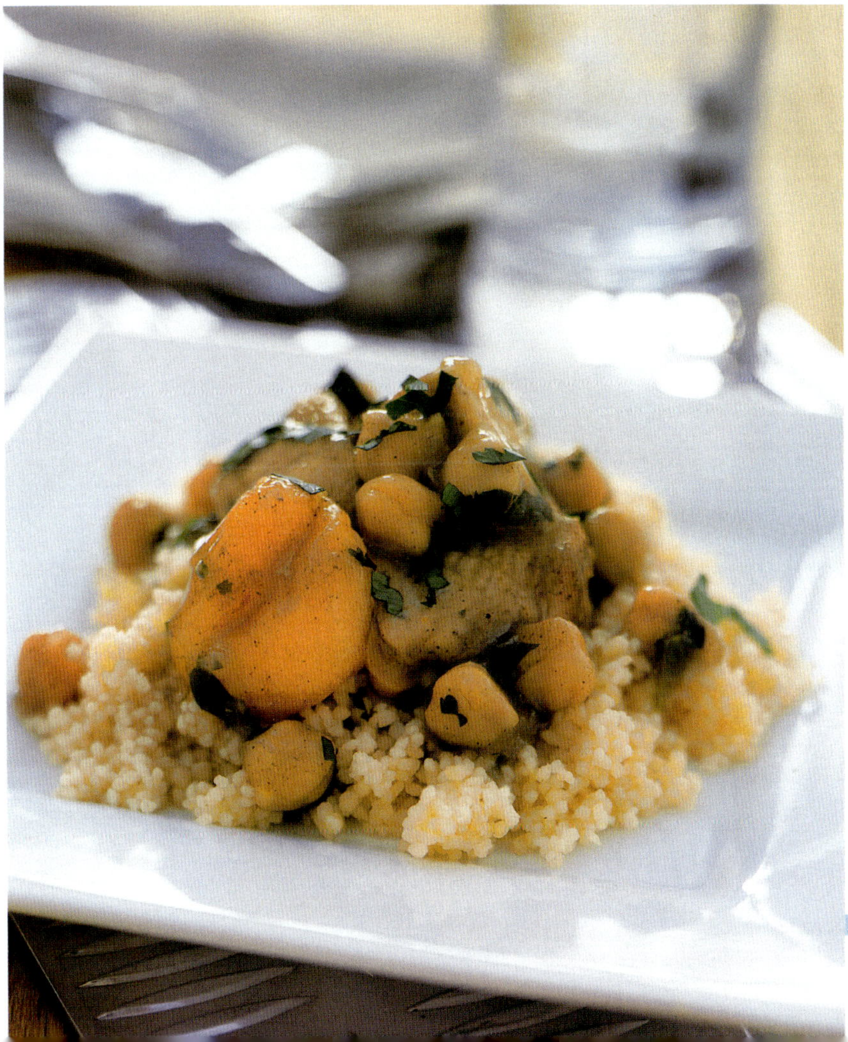

Nährwertangaben

Kreuzkümmel wird im Nahen Osten schon seit Jahrhunderten zur Stärkung des Herzens eingesetzt, weil er den Kreislauf anregt. Zudem ist er verdauungsfördernd.

Pro Portion

- *Kilokalorien* 387
- *Eiweiß* 26 g
- *Kohlenhydrate* 63 g
- *Zucker* 36 g
- *Fett* 4,7 g
- *davon gesättigt* 1,3 g

Zutaten

400 g Putenbrustfilets, in Würfeln
1 Zwiebel, in Ringen
1 TL gemahlener Kreuzkümmel
1/2 TL Zimt
1 TL Tabasco
240 g Kichererbsen aus der Dose, abgetropft
600 ml Hühnerbrühe
12 getrocknete Aprikosen
40 g Speisestärke
75 ml kaltes Wasser
2 EL frisch gehackter Koriander
gekochter Couscous, Reis oder gebackene Süßkartoffeln, zum Servieren

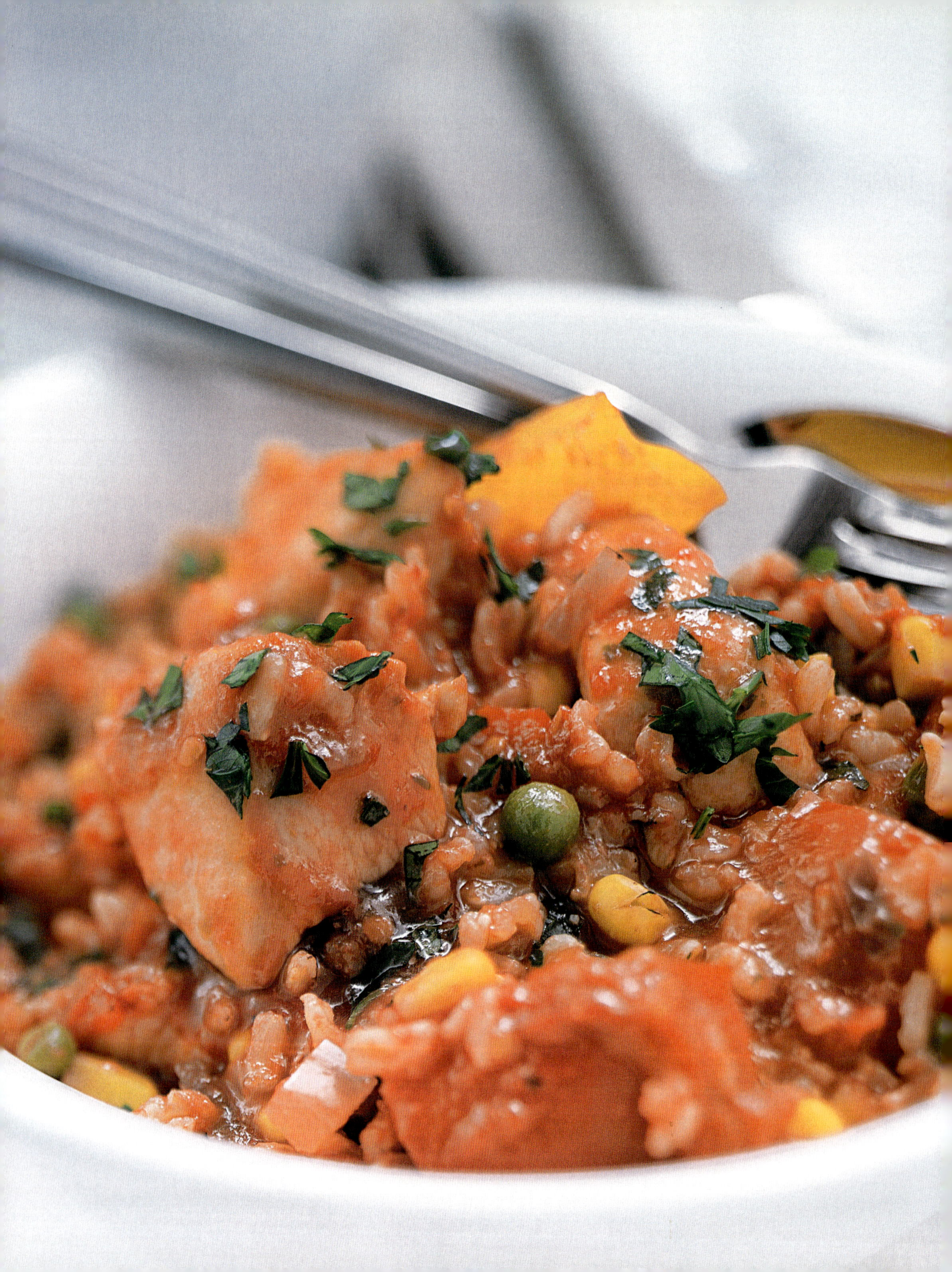

Für 4 Personen

Hühnchen Jambalaya

Zutaten

- 400 g Hähnchenbrustfilet, in Würfeln
- 1 rote Zwiebel, in Würfeln
- 1 Knoblauchzehe, zerdrückt
- 600 ml Hühnerbrühe
- 400 g gehackte Tomaten aus der Dose
- 280 g Vollkornreis
- 1–2 TL Chilipulver
- 1/2 TL Paprikapulver edelsüß
- 1 TL Oregano
- 1 rote Paprika, entkernt und in Würfeln
- 1 gelbe Paprika, entkernt und in Würfeln
- 85 g tiefgekühlter Mais
- 85 g tiefgekühlte Erbsen
- 3 EL frisch gehackte Petersilie
- Pfeffer
- knackiger grüner Salat, zum Servieren

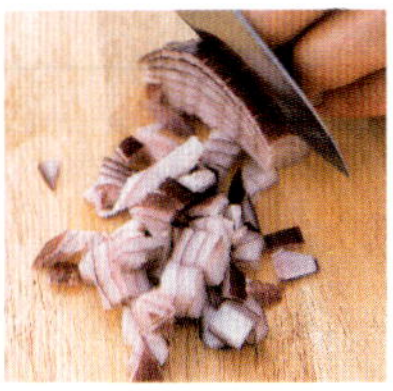

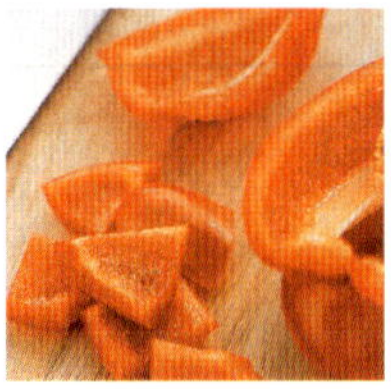

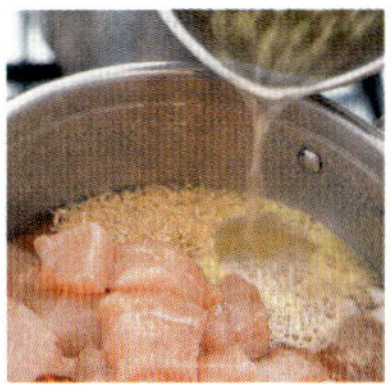

Nährwertangaben

Knoblauch gilt traditionell als herzstärkend. Dem in ihm enthaltenen Allicin wird eine positive Wirkung bei Arteriosklerose nachgesagt.

Pro Portion

- *Kilokalorien* 309
- *Eiweiß* 34,5 g
- *Kohlenhydrate* 36 g
- *Zucker* 8,3 g
- *Fett* 3,4 g
- *davon gesättigt* 0,2 g

1 Hühnerfleisch, Zwiebel, Knoblauch, Brühe, Tomaten und Reis in einen großen schweren Topf geben. Chilipulver, Paprikapulver und Oregano unterrühren. Zum Kochen bringen, die Hitze reduzieren, abdecken und 25 Minuten köcheln lassen.

2 Rote und gelbe Paprika, Mais und Erbsen zur Reismischung geben und alles erneut aufkochen. Die Hitze reduzieren, abdecken und weitere 10 Minuten köcheln lassen, bis der Reis gar, aber noch bissfest ist (Vollkornreis hat mehr Biss als weißer Reis). Der Großteil der Brühe sollte aufgesogen sein, das Gericht aber nicht trocken.

3 2 Esslöffel Petersilie einrühren und das Gericht mit Pfeffer abschmecken. Den Eintopf in eine angewärmte Servierschüssel füllen, mit der restlichen Petersilie bestreuen und mit knackigem grünen Salat servieren.

Für 4 Personen

Knuspriges Zitronenhuhn

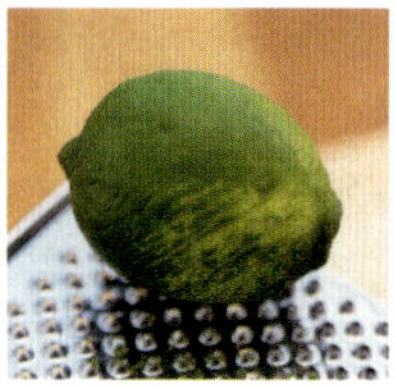 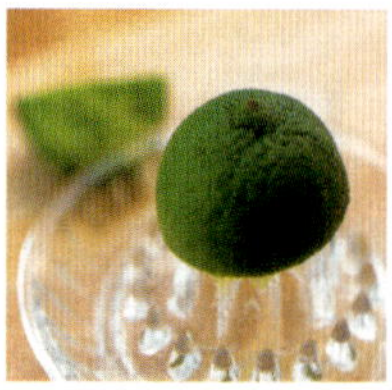 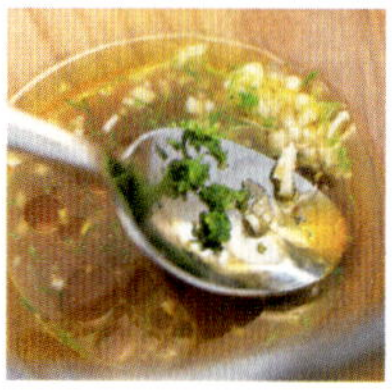

1 Den Backofen auf 190 °C vorheizen. Die Hähnchenbrüste in 4 Filets teilen und in einen flachen Bräter legen.

2 Limettenschale und -saft, Honig, Öl, Knoblauch (nach Belieben) und Thymian in einer kleinen Schüssel gut vermengen. Die Mischung gleichmäßig auf die Hähnchenfilets verteilen. Mit Pfeffer würzen.

3 Die Filets im Backofen 35–40 Minuten schmoren, dabei alle 10 Minuten mit Bratensaft übergießen. Das Fleisch ist gar, wenn beim Einstechen mit einem Spieß in die dickste Stelle des Fleisches klarer Saft austritt. Ist der Saft noch rosa, weitere 5 Minuten schmoren und nochmals testen. Während des Schmorens kocht der Bratensaft dick ein.

4 Das Zitronenhuhn mit neuen Kartoffeln und Saisongemüse servieren.

Zutaten

- 2 ganze Hähnchenbrüste mit Knochen, je ca. 280 g
- abgeriebene Schale und Saft von 1 Limette
- 1 EL Honig
- 1 EL natives Olivenöl extra
- 1 Knoblauchzehe, gehackt (nach Belieben)
- 1 EL frisch gehackter Thymian
- Pfeffer

Zum Servieren

- gekochte neue Kartoffeln
- bissfest gegartes Saisongemüse

Nährwertangaben

Ohne Haut enthält Hühnerfleisch kaum noch die schädlichen gesättigten Fettsäuren.

Pro Portion

- *Kilokalorien* 203
- *Eiweiß* 32,5 g
- *Kohlenhydrate* 5,3 g
- *Zucker* 4,4 g
- *Fett* 5,3 g
- *davon gesättigt* 1 g

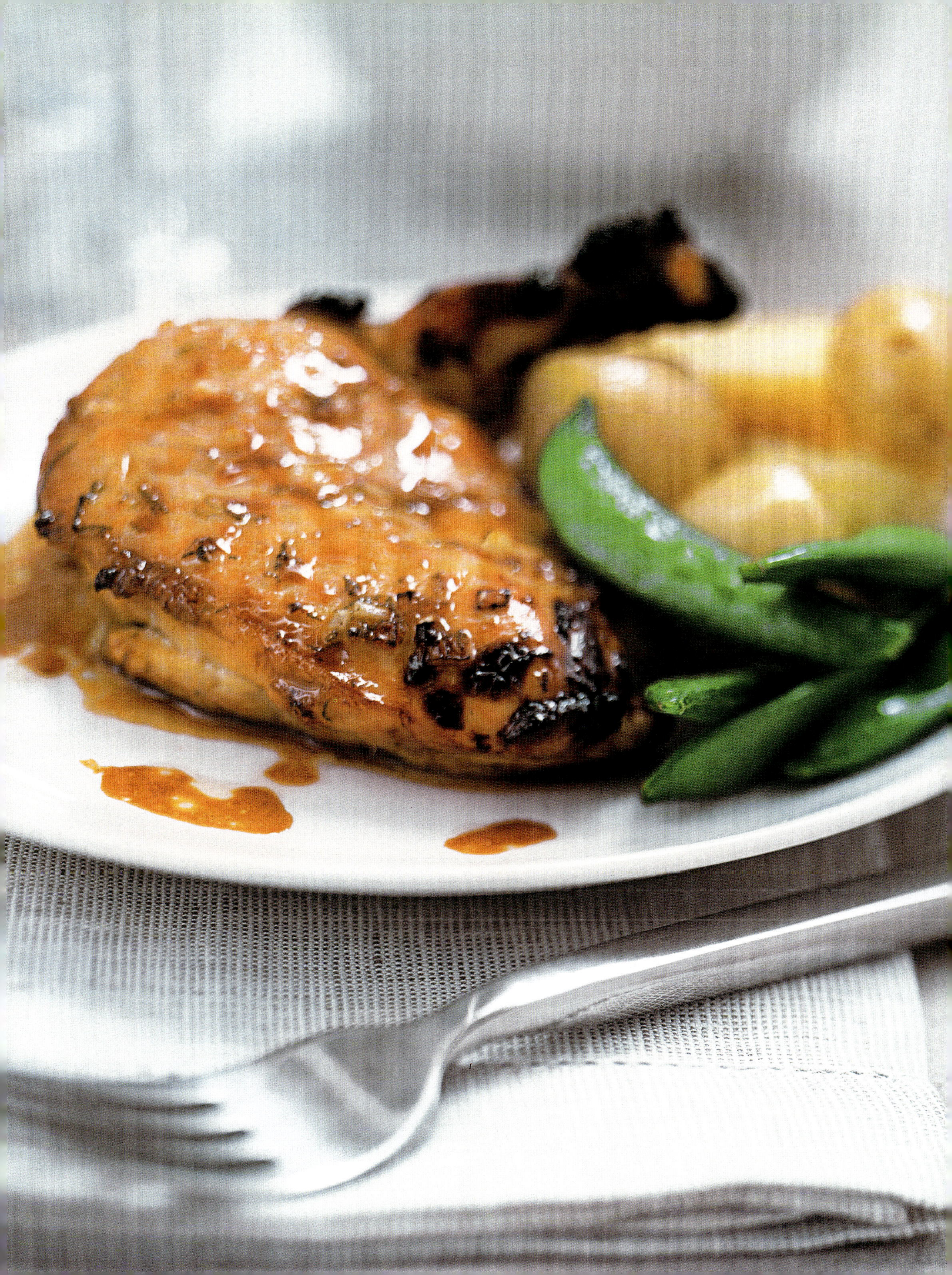

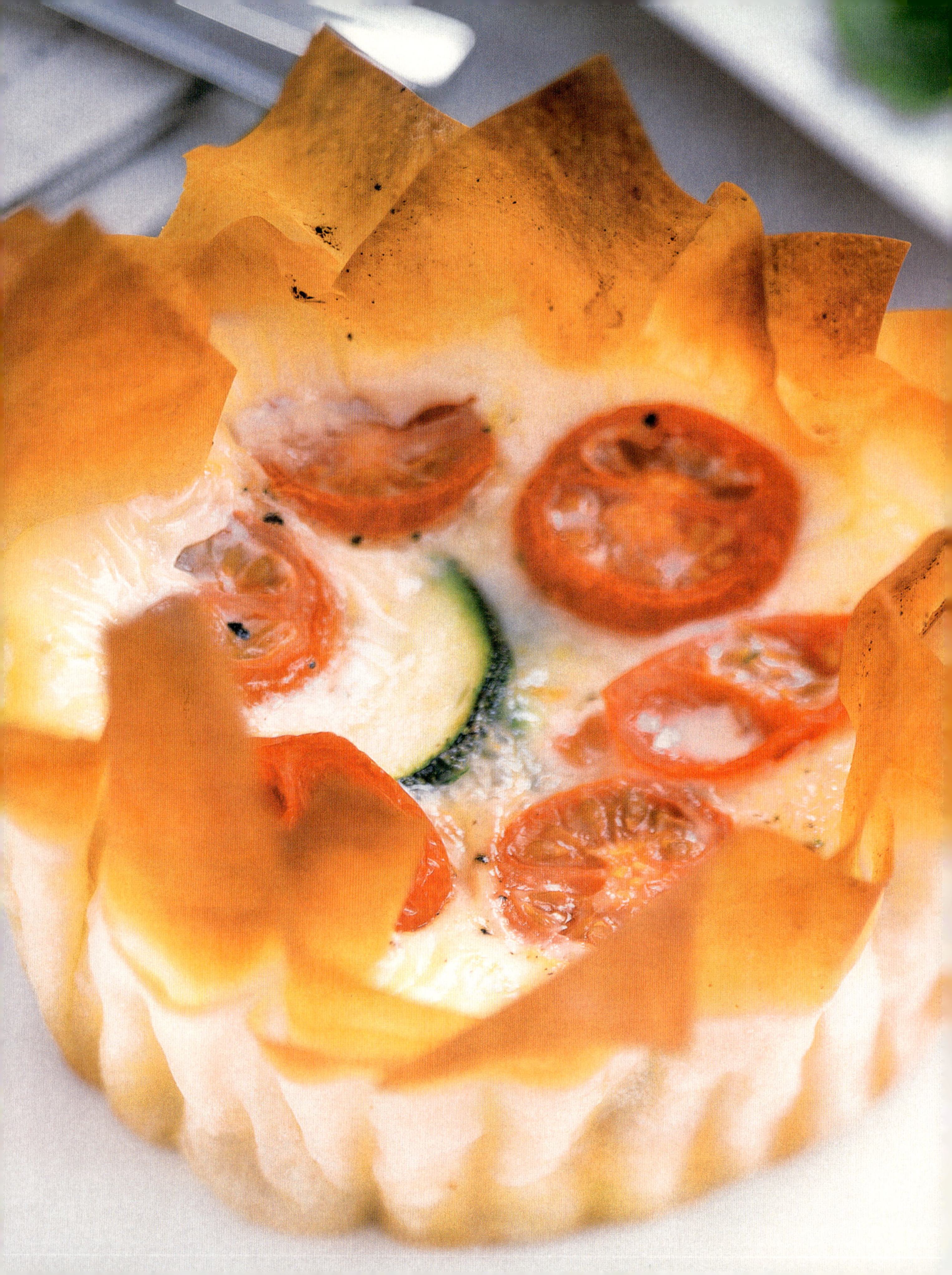

Vegetarisches

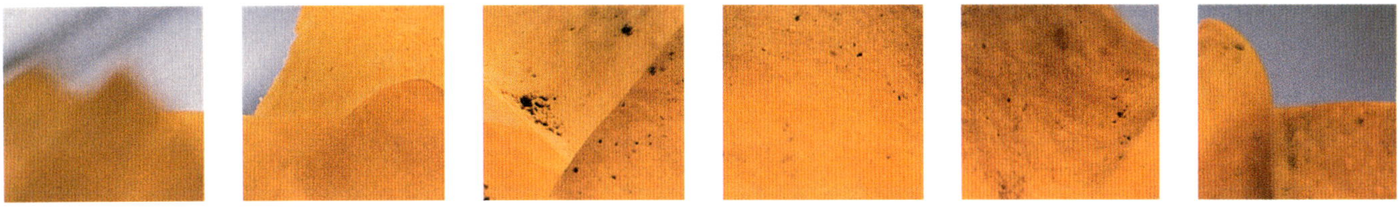

Nicht nur Vegetarier kommen bei den köstlichen Rezepten in diesem Kapitel auf ihre Kosten, sondern alle, die ihren Fleischkonsum ein wenig einschränken möchten. Die große Vielfalt an Gemüsesorten, auf die man zurückgreifen kann, garantiert viel Abwechslung in der Küche. Verfeinert mit Chili, Kräutern, Ingwer und asiatischen Gewürzen müssen die unkomplizierten vegetarischen Gerichte Fleischkonkurrenz nicht fürchten.

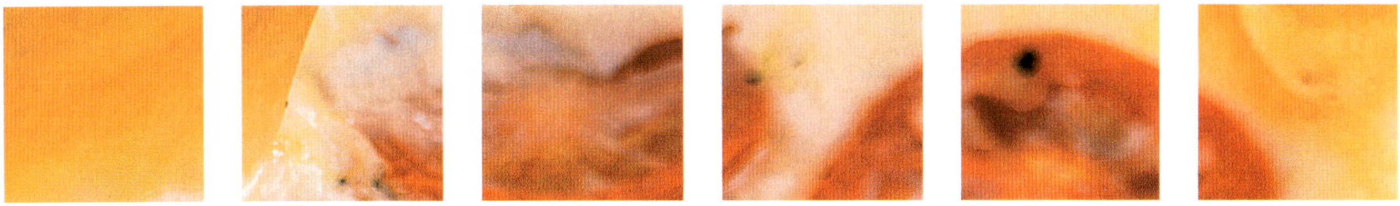

Für 4 Personen

Geröstetes Gemüse mit Chilidip

Zutaten

- 4 EL natives Olivenöl extra
- 2 Kartoffeln, je ca. 175 g
- 2 rote Süßkartoffeln, je ca. 175 g
- 1 große Petersilienwurzel
- 6 weiße Rüben, je ca. 85 g
- ein paar frische Rosmarinzweige
- 2 Knoblauchzehen, zerdrückt
- 2 Zucchini
- 1 Aubergine

Für den Dip

- 3 rote Chillies, entkernt und in Streifen
- 1 rote Paprika, entkernt und in feinen Würfeln
- 1 Zwiebel, fein gehackt
- 400 g gehackte Tomaten aus der Dose
- 100 ml Gemüsebrühe oder kaltes Wasser

1 Den Backofen auf 220 °C vorheizen. Das Öl auf zwei Bräter verteilen und im Backofen erhitzen.

2 Die Kartoffeln abbürsten und in Spalten schneiden. Petersilienwurzel und Rüben schälen. Die Petersilienwurzel in etwa gleich große Spalten schneiden wie die Kartoffeln. Die Rüben halbieren. Alles in einem großen Topf mit kochendem Wasser 5 Minuten blanchieren, gut abtropfen lassen und vorsichtig in die Bräter verteilen, dann gut im Öl wenden. Rosmarinnadeln und Knoblauch ebenfalls auf beide Bräter verteilen und alles im Backofen 15 Minuten rösten.

3 Zucchini und Aubergine in lange dicke Streifen schneiden, nur wenig größer als die Kartoffelspalten. Die Bräter aus dem Backofen nehmen, Zucchini und Aubergine gleichmäßig auf sie verteilen und vorsichtig unterrühren. Alles 45–60 Minuten rösten, dabei gelegentlich wenden, damit alles gleichmäßig gart.

4 Unterdessen für den Dip einige Chilistreifen zum Garnieren beiseite legen und die restlichen mit den anderen Zutaten in einen Topf geben. Zum Kochen bringen, dann die Hitze reduzieren, abdecken und 20 Minuten köcheln lassen, bis die Zwiebel weich ist. Den Dip 15 Minuten abkühlen lassen, dann in kleinen Portionen in der Küchenmaschine oder mit dem Pürierstab glatt pürieren. Wieder in den Topf geben und kurz vor dem Servieren aufwärmen.

5 Den Dip auf 4 kleine Servierschälchen verteilen und mit den zurückbehaltenen Chillies garnieren. Das geröstete Gemüse auf angewärmte Servierteller verteilen und sofort servieren.

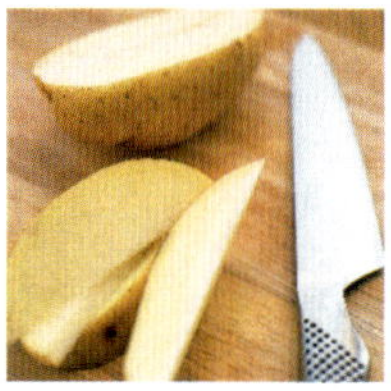

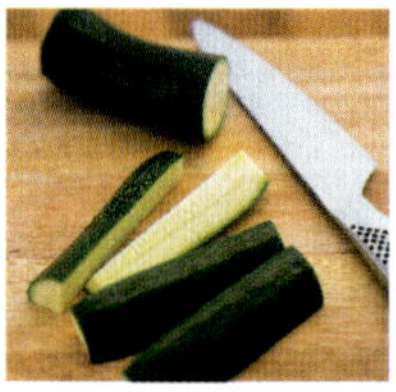

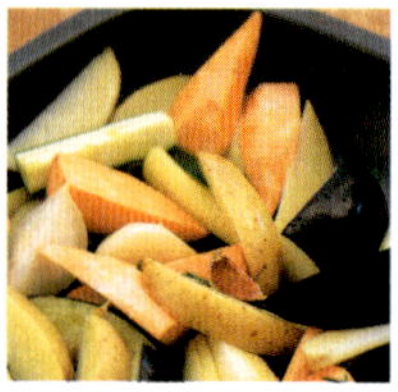

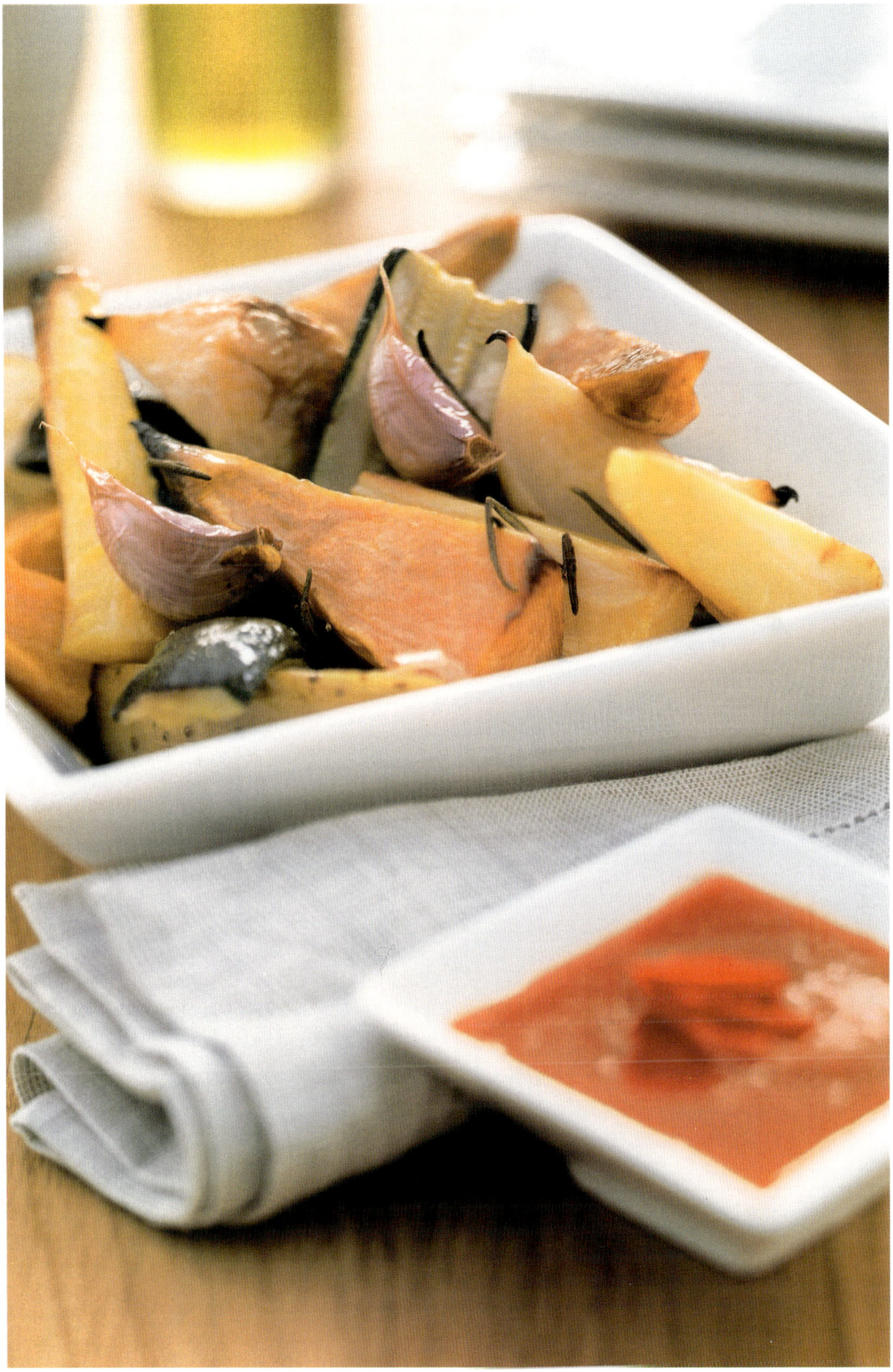

Nährwertangaben

Es ist bei weitem gesünder, Gemüse in Olivenöl zu rösten als in Butter oder Schmalz.

Pro Portion

- *Kilokalorien* 443
- *Eiweiß* 9,7 g
- *Kohlenhydrate* 74 g
- *Zucker* 26,5 g
- *Fett* 15 g
- *davon gesättigt* 0,2 g

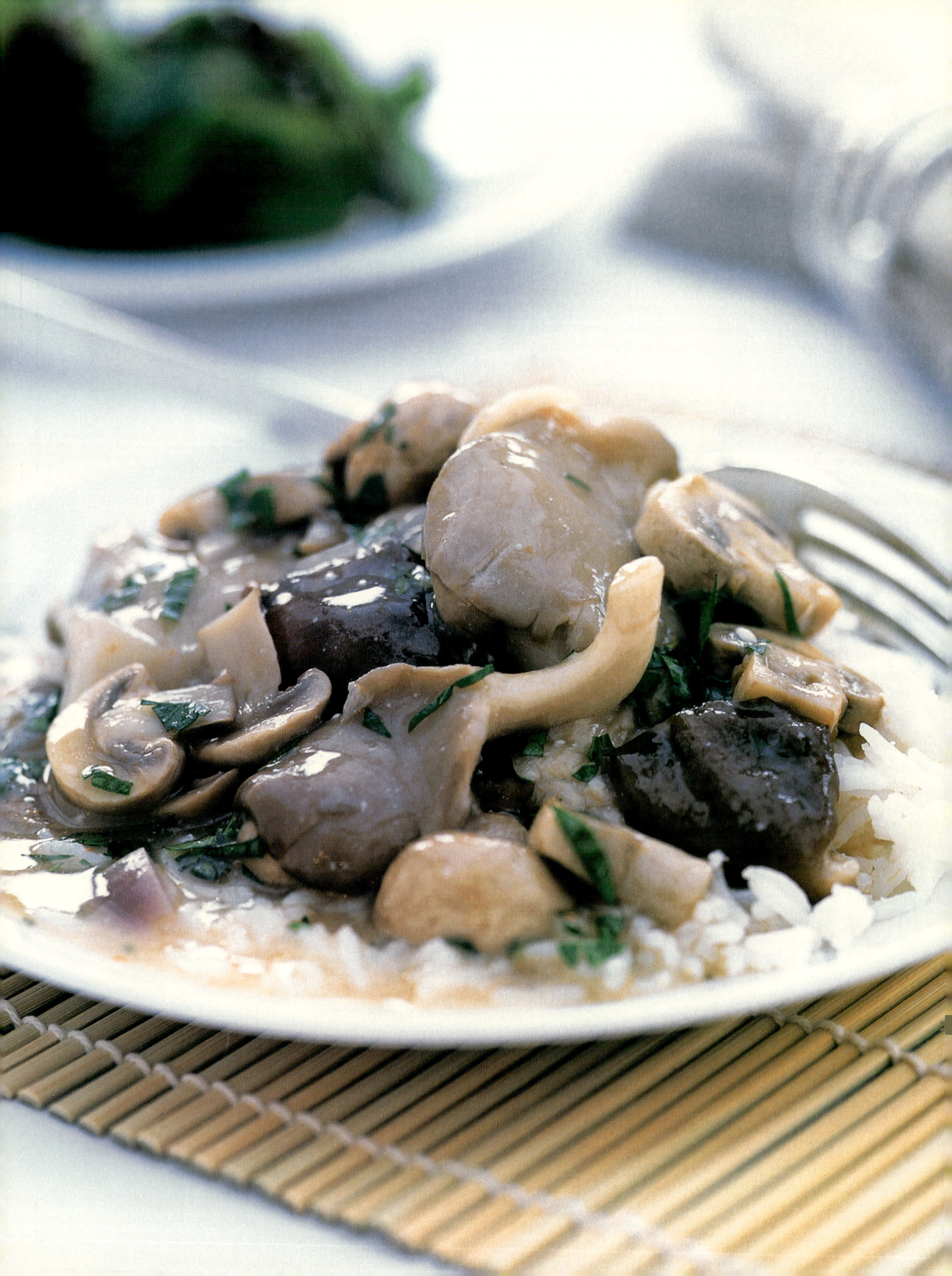

Für 4 Personen

Pilze Stroganoff

Zutaten

- 550 g gemischte frische Pilze, wie Champignons, Pfifferlinge, Steinpilze und Austernpilze
- 1 rote Zwiebel, in Würfeln
- 2 Knoblauchzehen, zerdrückt
- 425 ml Gemüsebrühe
- 1 EL Tomatenmark
- 2 EL Zitronensaft
- 1 EL Speisestärke
- 2 EL kaltes Wasser
- 115 g fettarmer Naturjoghurt
- 3 EL frisch gehackte Petersilie
- Pfeffer

Zum Servieren

- gekochter Vollkorn- oder weißer Reis
- knackiger grüner Salat

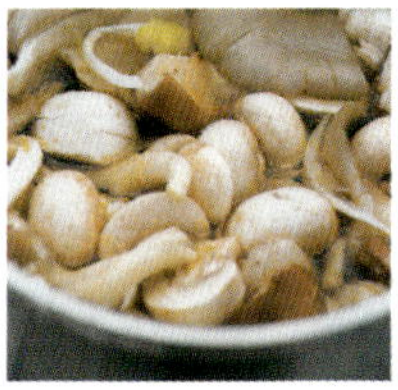

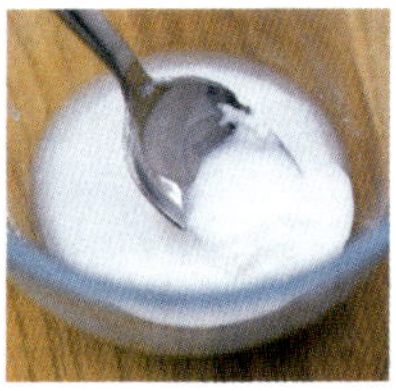

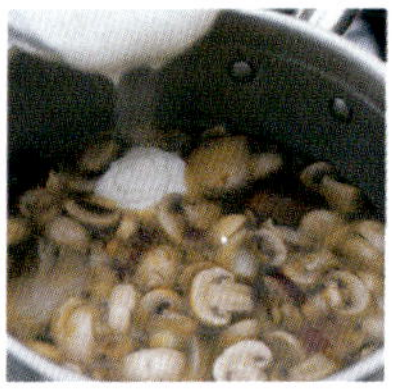

Nährwertangaben

Pilze gelten generell als gesund, denn sie stärken die natürlichen Abwehrkräfte des Körpers.

Pro Portion

- *Kilokalorien* 87
- *Eiweiß* 5,1 g
- *Kohlenhydrate* 16,8 g
- *Zucker* 4,4 g
- *Fett* 1,2 g
- *davon gesättigt* 0,4 g

1 Pilze, Zwiebel, Knoblauch, Brühe, Tomatenmark und Zitronensaft in einem Topf zum Kochen bringen. Dann die Hitze reduzieren, abdecken und 15 Minuten köcheln lassen, bis die Zwiebel weich ist.

2 Die Speisestärke in einer kleinen Schüssel mit dem Wasser mischen und unter die Pilzmischung rühren. Erneut unter ständigem Rühren aufkochen und die Sauce einkochen lassen. Die Hitze reduzieren und weitere 2–3 Minuten unter gelegentlichem Rühren köcheln lassen.

3 Kurz vor dem Servieren den Topf vom Herd nehmen und den Joghurt einrühren. Das Gericht darf nicht kochen, sonst gerinnt der Joghurt. 2 Esslöffel Petersilie zugeben und alles mit Pfeffer abschmecken. Die fertigen Pilze in eine angewärmte Servierschüssel geben, mit der restlichen Petersilie bestreuen und sofort mit Vollkorn- oder weißem Reis und grünem Salat servieren.

Für 4 Personen

Gemüse-Couscous mit Pinienkernen

Zutaten

115 g getrocknete braune Linsen
55 g Pinienkerne
1 EL natives Olivenöl extra
1 Zwiebel, in Würfeln
2 Knoblauchzehen, zerdrückt
280 g Zucchini, in Scheiben
250 g Tomaten, gehackt
400 g Artischockenherzen aus der Dose, abgetropft und längs halbiert
250 g Couscous
450 ml Gemüsebrühe
3 EL frisch gezupfte Basilikumblätter, plus einige mehr zum Garnieren
Pfeffer

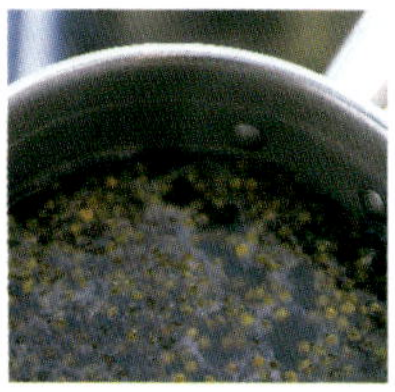

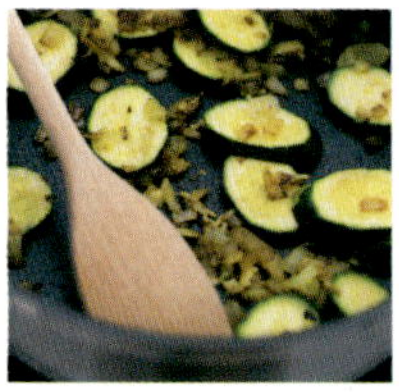

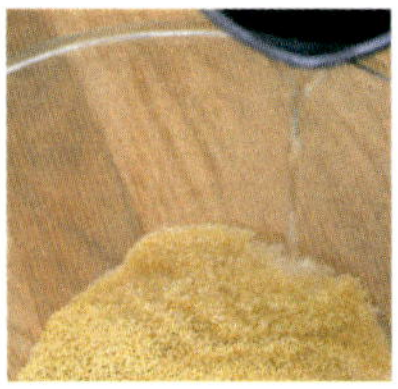

1 Die Linsen in einem Topf mit reichlich kaltem Wasser zum Kochen bringen und 10 Minuten sprudelnd kochen. Dann die Hitze reduzieren, abdecken und weitere 15 Minuten garen.

2 Unterdessen den Backofengrill auf mittlerer Hitze vorheizen. Die Pinienkerne auf einem Backblech verteilen und unter dem Grill gleichmäßig bräunen, dabei mehrmals wenden. Die Kerne nicht verbrennen lassen. Anschließend in eine kleine Schale geben und beiseite stellen.

3 Das Öl in einer beschichteten Pfanne bei mittlerer Hitze erwärmen und Zwiebel, Knoblauch und Zucchini darin unter häufigem Rühren 8–10 Minuten weich dünsten, bis die Zucchini leicht gebräunt ist. Tomaten und Artischocken zufügen und 5 Minuten gut erhitzen.

4 Unterdessen den Couscous in eine hitzebeständige Schüssel geben. Die Brühe in einem Topf zum Kochen bringen und über den Couscous gießen. Abdecken und 10 Minuten ziehen lassen, bis er weich und die Brühe aufgesogen ist.

5 Die Linsen abgießen und unter den Couscous rühren. Die Basilikumblätter unterrühren und mit Pfeffer abschmecken. Den Couscous in eine angewärmte Servierschüssel füllen und das gedünstete Gemüse darüber geben. Mit den Pinienkernen bestreuen, mit Basilikumblättern garnieren und sofort servieren.

Nährwertangaben

Pinienkerne besitzen wertvolle Omega-3-Fettsäuren und mehrfach ungesättigte Fette. Zudem gleichen die enthaltenen pflanzlichen Sterole den Cholesterinspiegel aus.

Pro Portion

• *Kilokalorien*	*600*
• *Eiweiß*	*17 g*
• *Kohlenhydrate*	*71 g*
• *Zucker*	*7,9 g*
• *Fett*	*28 g*
• *davon gesättigt*	*4 g*

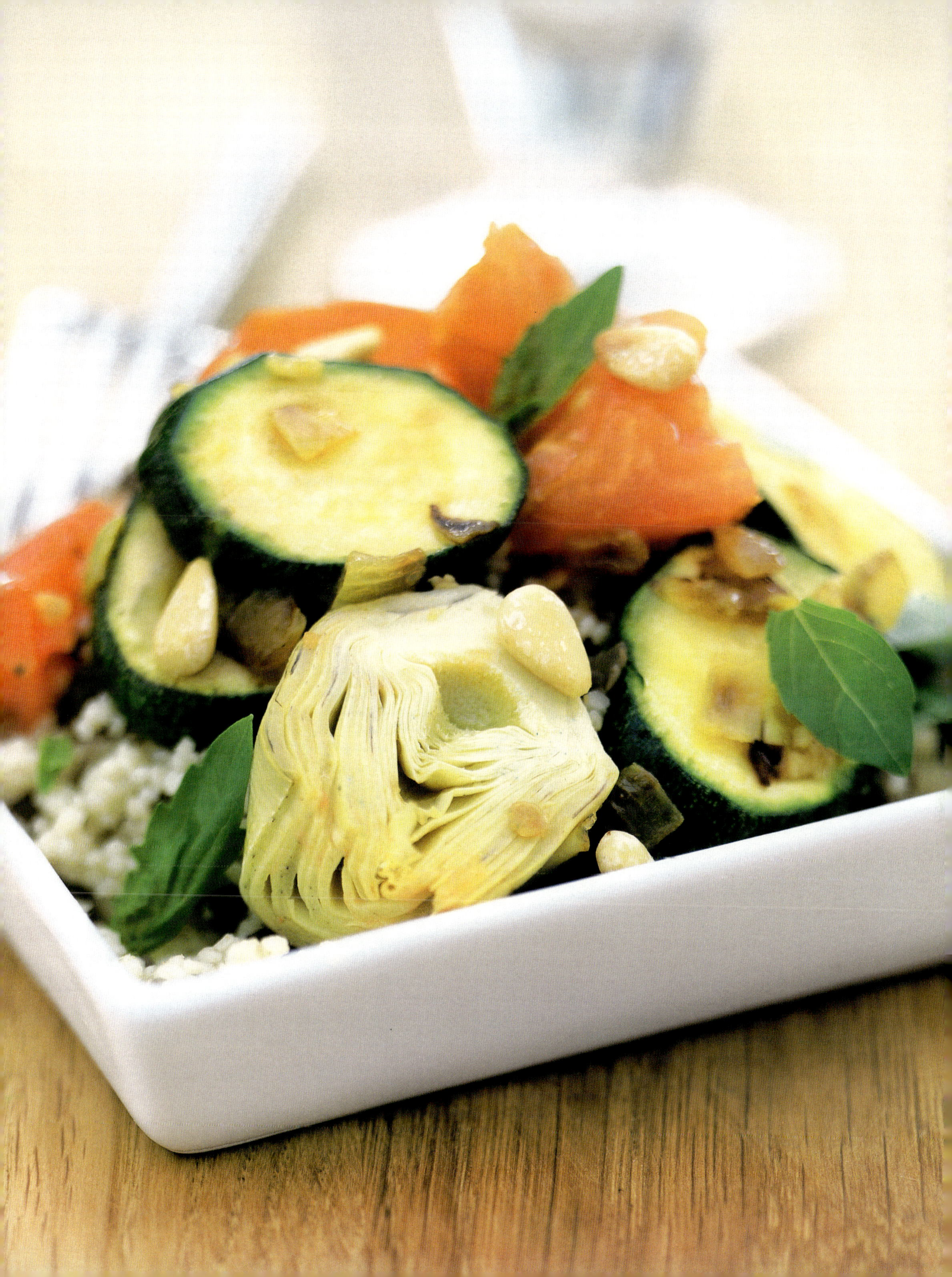

Für 4 Personen

Kleine Gemüsetörtchen

Nährwertangaben

Eier weisen viel Eisen auf, das die roten Blutkörperchen gesund hält. Die in ihnen ebenfalls enthaltenen Vitamine B_6 und B_{12} beugen Arterienverkalkung vor.

Pro Portion

- *Kilokalorien* 232
- *Eiweiß* 7 g
- *Kohlenhydrate* 18,7 g
- *Zucker* 5,8 g
- *Fett* 14,8 g
- *davon gesättigt* 3,7 g

1 Den Backofen auf 190 °C vorheizen. 4 kleine Tortelettförmchen (12 cm Ø) leicht einfetten.

2 Jede Filoteig-Platte rasch, damit sie nicht austrocknet, in 6 gleich große Stücke von je 16 cm x 14 cm Größe schneiden. Je 3 Stücke übereinander in jedes Förmchen legen und jede Lage leicht mit Öl bepinseln. Den Filoteig vorsichtig andrücken, sodass die Teigecken hoch stehen. Die Förmchen auf ein Backblech stellen.

3 Zwei Drittel der Basilikumblätter auf die Törtchenböden verteilen, dann Tomaten- und Zucchinischeiben überlappend darüber legen. Eier und Milch in einer Schüssel verquirlen und mit Pfeffer würzen. Die Eimischung gleichmäßig auf die Törtchen verteilen und mit den restlichen Basilikumblättern bestreuen.

4 Im Backofen 20–25 Minuten backen, bis die Eier gestockt sind und der Teig knusprig und goldbraun ist. Warm oder kalt, mit Basilikum bestreut und mit gemischtem Salat und neuen Kartoffeln servieren.

Zutaten

- natives Olivenöl extra, zum Einfetten und Einpinseln
- 2 Filoteig-Platten, je 48 cm x 28 cm
- 1 EL frisch gezupfte Basilikumblätter, plus ein paar mehr zum Garnieren
- 7–8 Kirschtomaten, in dünnen Scheiben
- 1 Zucchini, in dünnen Scheiben
- 2 Eier, verquirlt
- 150 ml entrahmte oder fettarme Milch
- Pfeffer

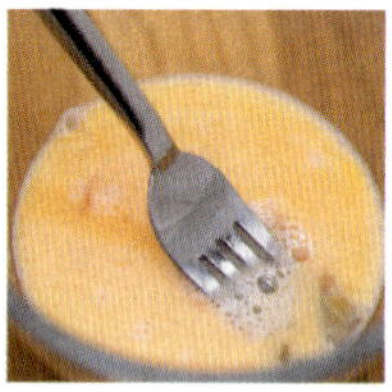

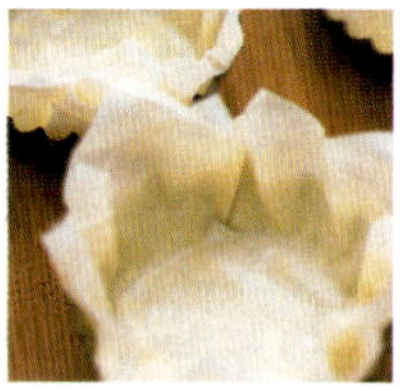

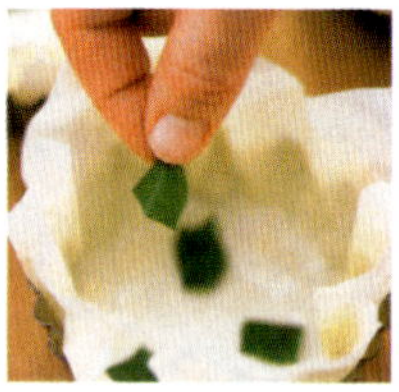

Zum Servieren

- gemischter Salat
- gekochte neue Kartoffeln

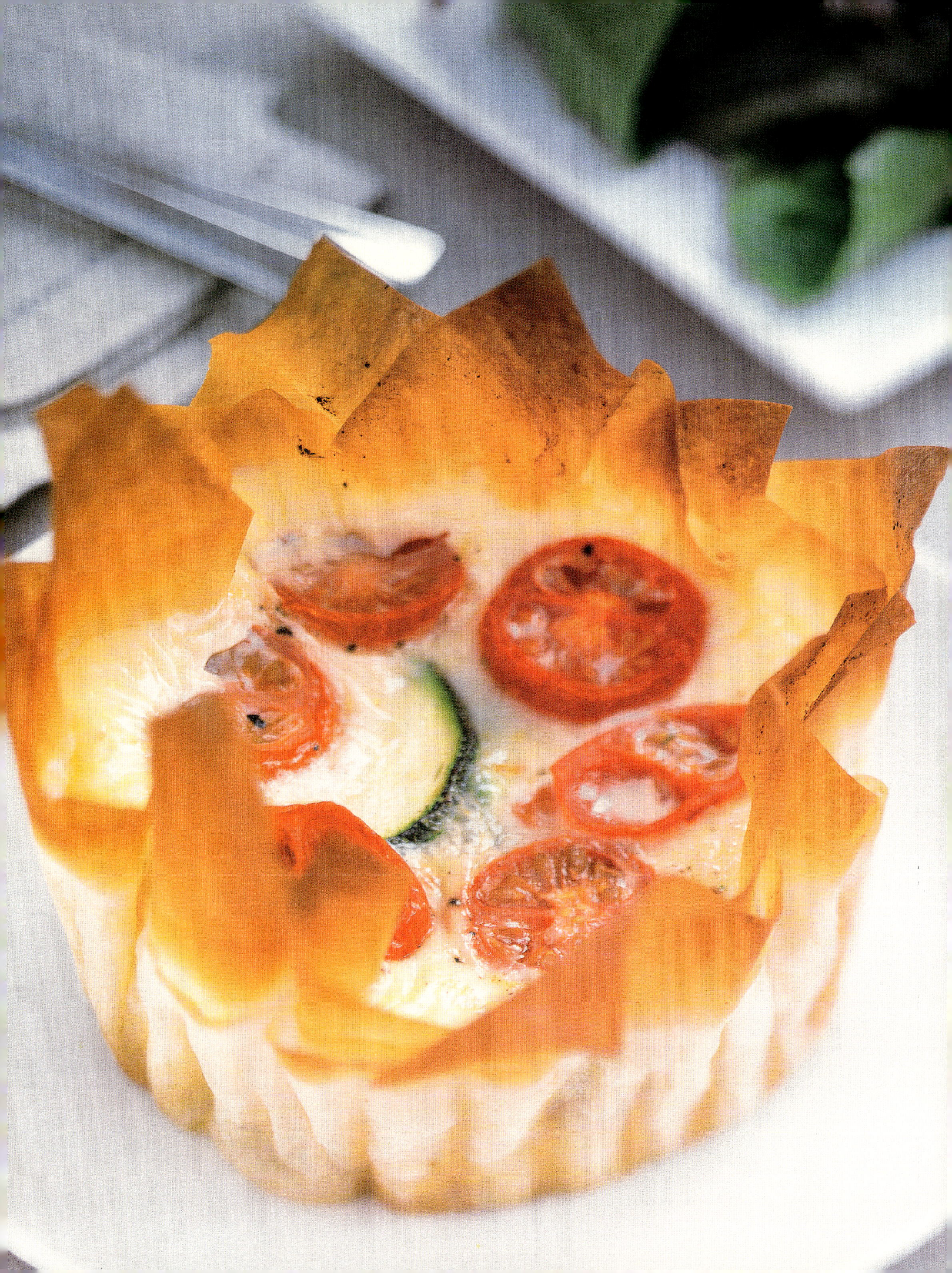

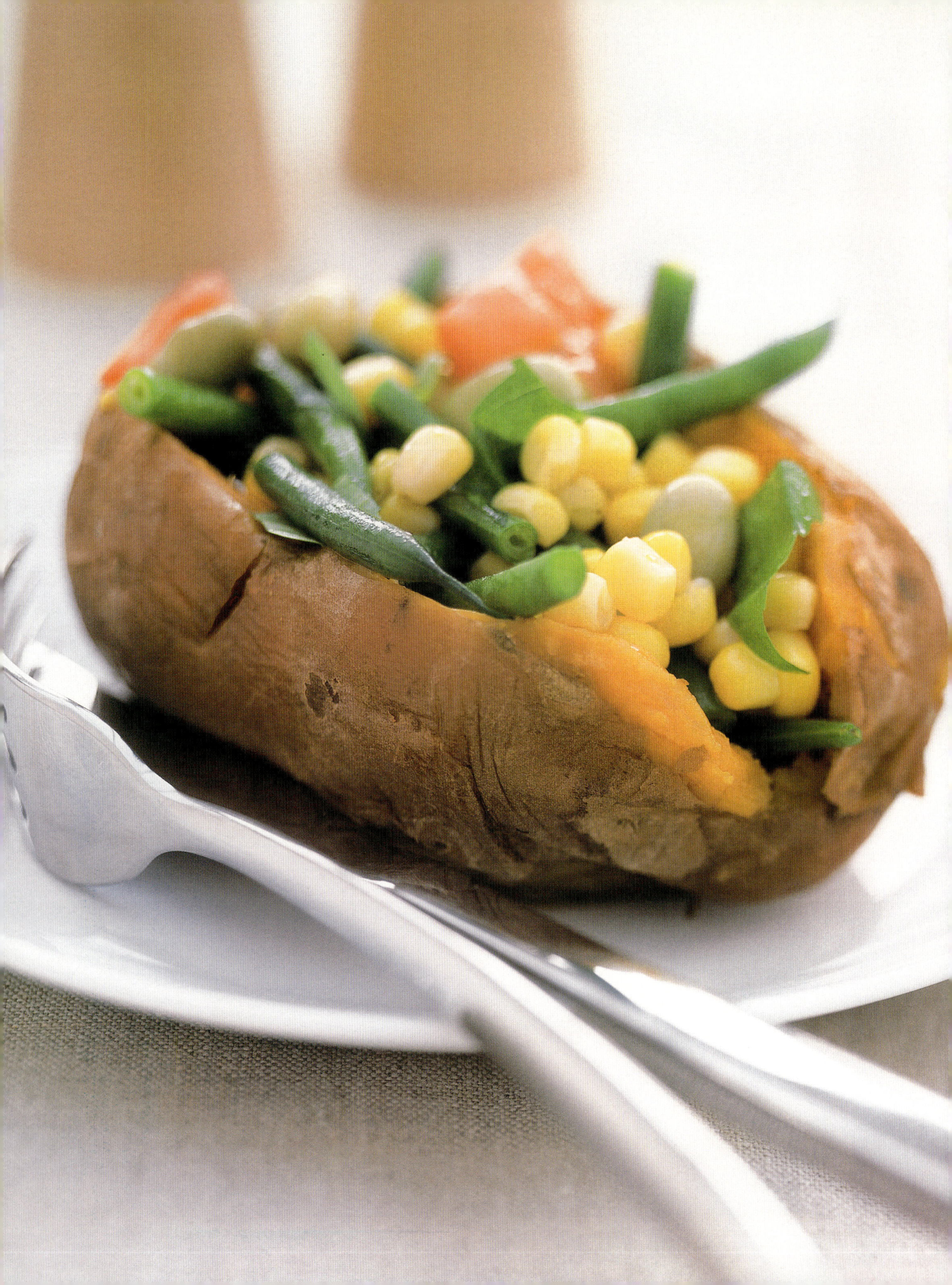

Für 4 Personen

Gebackene Süßkartoffeln mit Mais-Bohnen-Füllung

Zutaten

- 4 rote Süßkartoffeln, je ca. 250 g
- 115 g tiefgekühlte dicke Bohnen
- 115 g tiefgekühlter Mais
- 115 g grüne Bohnen
- 1 EL natives Olivenöl extra
- 1 EL Balsamico-Essig
- Pfeffer
- 140 g Tomaten
- 2 EL frisch gezupfte Basilikumblätter, plus einige mehr zum Garnieren

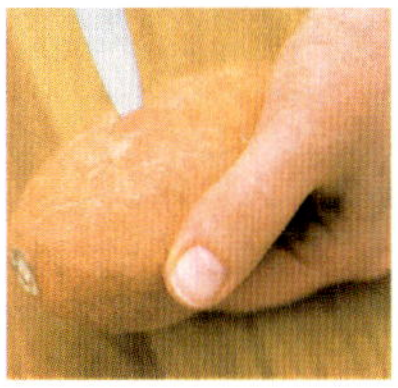

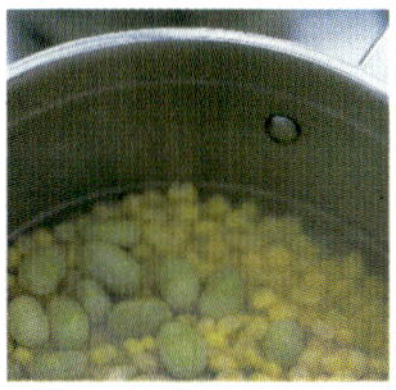

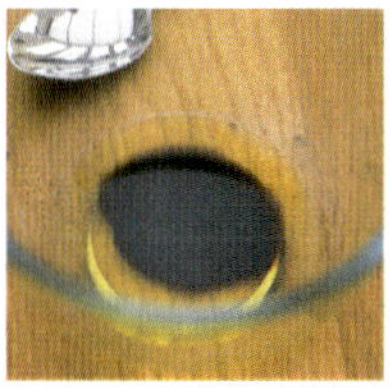

1 Den Backofen auf 190 °C vorheizen. Die Süßkartoffeln abbürsten und die Schale mehrfach mit einem spitzen Messer einstechen. Auf ein Backblech legen und im Backofen 1–1 1/2 Stunden backen, bis sie sich beim Einstechen mit einer Messerspitze weich anfühlen. Warm halten.

2 Wenn die Kartoffeln gar sind, einen Topf mit Wasser zum Kochen bringen und die dicken Bohnen und den Mais hineingeben. Aufkochen, dann die Hitze reduzieren, abdecken und 5 Minuten köcheln lassen. Die grünen Bohnen putzen, halbieren und in den Topf geben. Erneut aufkochen, die Hitze reduzieren, abdecken und 3 Minuten köcheln lassen, bis die grünen Bohnen gar, aber noch bissfest sind.

3 Öl und Essig in einer kleinen Schüssel mischen und mit Pfeffer würzen. Mais und Bohnen abgießen, wieder in den Topf geben, die Tomaten zufügen und das Dressing darüber gießen. Die Basilikumblätter zugeben und alles gut vermengen.

4 Die Süßkartoffeln aus dem Ofen nehmen, längs aufschneiden und die Gemüsefüllung auf die Kartoffeln verteilen. Sofort mit Basilikum garniert servieren.

Nährwertangaben

Mais ist eine der wenigen Gemüsesorten, deren wertvolle antioxidative Eigenschaften sich beim Kochen noch verstärken.

Pro Portion

• *Kilokalorien*	*362*
• *Eiweiß*	*8 g*
• *Kohlenhydrate*	*76 g*
• *Zucker*	*28 g*
• *Fett*	*4,2 g*
• *davon gesättigt*	*0,1 g*

Für 4–6 Personen

Chilibohnen

Zutaten

- 200 g gemischte Bohnen, wie Kidney-, Soja-, Pinto-, Cannellini- und Augenbohnen
- 1 rote Zwiebel, in Würfeln
- 1 Knoblauchzehe, zerdrückt
- 1 EL Chilipulver
- 400 g gehackte Tomaten aus der Dose
- 1 EL Tomatenmark

Zum Servieren

- 4 EL fettarmer Naturjoghurt
- Folienkartoffeln, gekochter Reis oder weiche Weizentortillas

Nährwertangaben

Beim Kochen von Tomaten wird die antioxidative Wirkung des enthaltenen Lycopens verstärkt. Dieser Stoff gibt der Tomate die Farbe und schützt das Herz.

Pro Portion

- *Kilokalorien* 53
- *Eiweiß* 3,2 g
- *Kohlenhydrate* 10 g
- *Zucker* 4,3 g
- *Fett* 0,5 g
- *davon gesättigt* 0,05 g

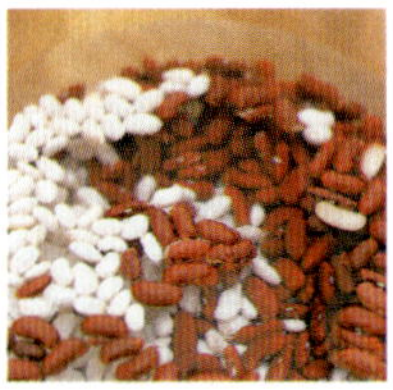

1 Die Bohnen 8 Stunden oder über Nacht in einer großen Schüssel mit kaltem Wasser einweichen. Anschließend abgießen und in einen großen Topf geben. Gut mit kaltem Wasser bedecken, zum Kochen bringen und 10 Minuten kräftig kochen lassen. Dann die Hitze reduzieren, abdecken und weitere 45 Minuten weich kochen. Abgießen. (Bei Zeitmangel 450 g gewaschene und abgetropfte gemischte Bohnen aus der Dose verwenden und mit Schritt 2 beginnen.)

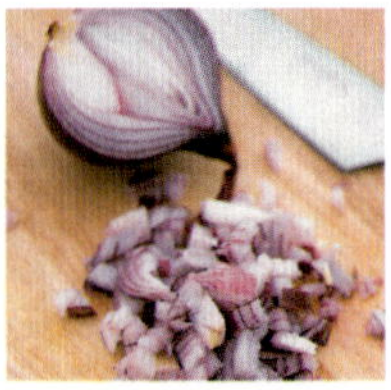

2 Gekochte Bohnen, Zwiebel, Knoblauch, Chilipulver, Tomaten und Tomatenmark in einem Topf zum Kochen bringen. Dann die Hitze reduzieren und alles 20–25 Minuten köcheln lassen, bis die Zwiebel weich ist.

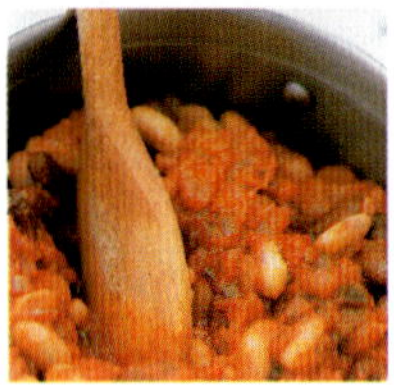

3 Jede Portion Chilibohnen mit einem Esslöffel Joghurt, Folienkartoffeln, Reis oder Weizentortillas servieren.

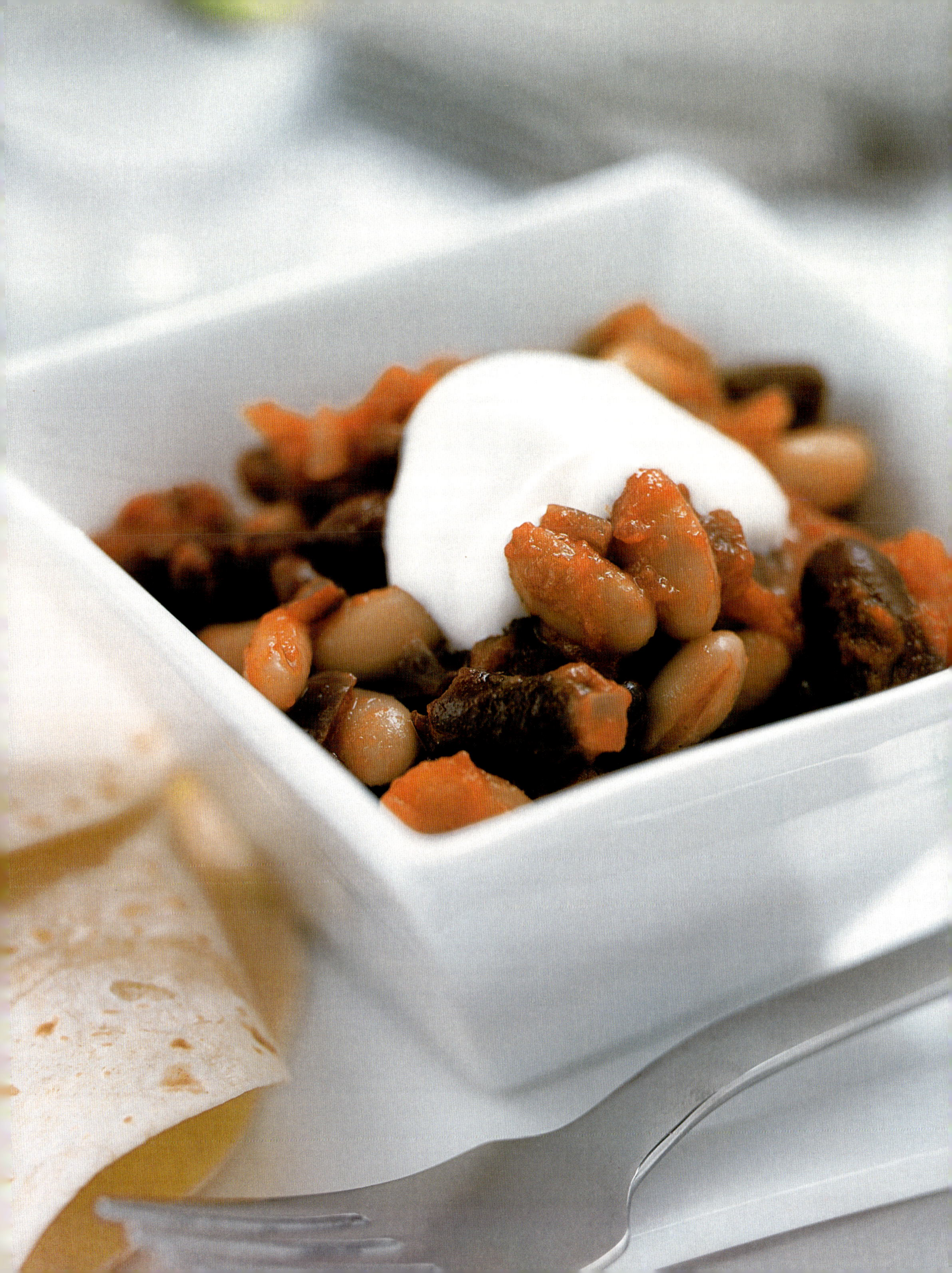

Für 4 Personen

Indische Kartoffeln mit Blumenkohl und Spinat

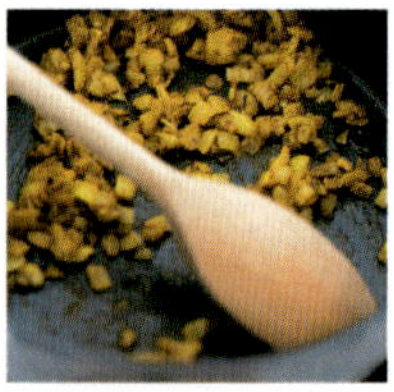

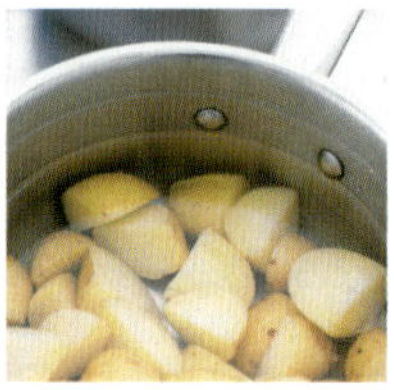

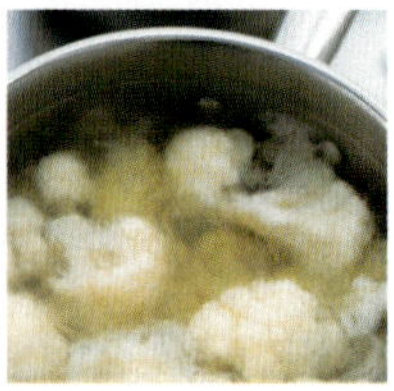

Zutaten

- 2 EL natives Olivenöl extra
- 1 Zwiebel, in Würfeln
- 1 EL Garam masala
- 1/2 TL gemahlener Kreuzkümmel
- 1 TL Kurkuma
- 400 g gehackte Tomaten aus der Dose
- 300 ml Gemüsebrühe
- 450 g neue Kartoffeln, abgebürstet und in Stücken
- 280 g Blumenkohlröschen
- 55 g Mandelblättchen
- 250 g junger Spinat
- Naan-Brot, zum Servieren

1 Das Öl in einem Topf bei mittlerer Hitze erwärmen und Zwiebel und Gewürze darin unter ständigem Rühren 2–3 Minuten braten, dabei die Gewürze nicht anbrennen lassen. Tomaten und Brühe zugeben und zum Kochen bringen, die Hitze reduzieren, abdecken und 25 Minuten köcheln lassen.

2 Unterdessen die Kartoffeln in einem separaten Topf mit kaltem Wasser bedecken und zum Kochen bringen. Dann die Hitze reduzieren, abdecken und 15 Minuten köcheln lassen. Den Blumenkohl zufügen, wieder aufkochen, die Hitze reduzieren und weitere 10 Minuten gar, aber bissfest köcheln lassen.

3 Während das Gemüse kocht, den Backofengrill auf mittlerer Hitze vorheizen. Die Mandeln auf einem Backblech verteilen und unter dem Grill 1–2 Minuten rösten, dabei mehrmals wenden. Nicht verbrennen lassen. Anschließend in eine kleine Schüssel füllen und beiseite stellen.

4 Den Spinat zu Blumenkohl und Kartoffeln in den Topf geben und unterrühren. Alles 1 Minute köcheln lassen. Das Gemüse abgießen und wieder in den Topf füllen. Die Tomatensauce unterrühren. In eine angewärmte Servierschüssel geben, mit den gerösteten Mandeln bestreuen und sofort mit Naan-Brot servieren.

Nährwertangaben

Kurkuma gilt als cholesterinsenkend, vor Arterienverkalkung schützend, kreislaufanregend und soll damit Herzkrankheiten und Schlaganfällen vorbeugen.

Pro Portion

- *Kilokalorien* 339
- *Eiweiß* 11 g
- *Kohlenhydrate* 43 g
- *Zucker* 6,6 g
- *Fett* 15,6 g
- *davon gesättigt* 1,7 g

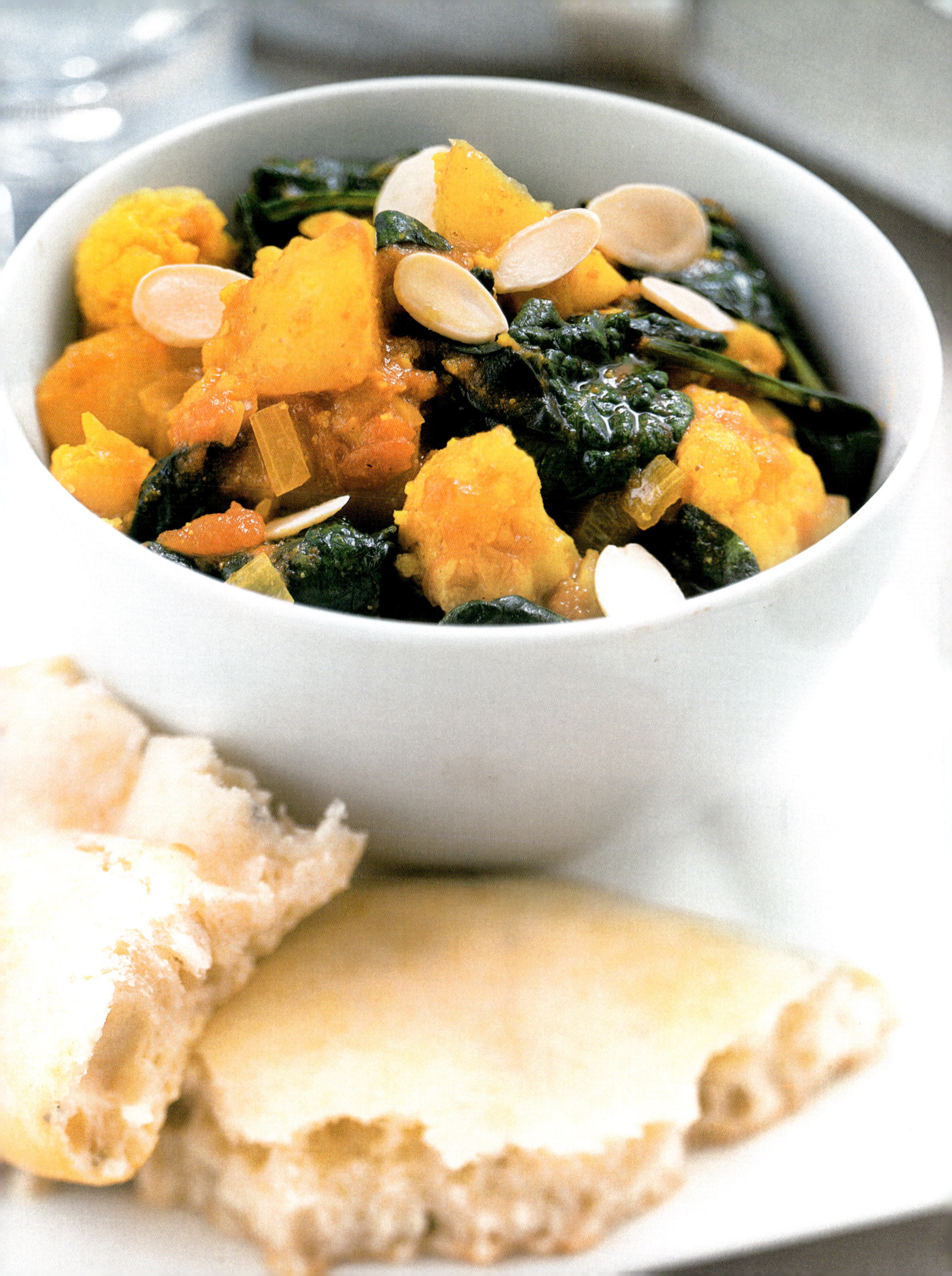

Für 4 Personen

Chinesisches Gemüse mit Nudeln

Zutaten

- 1,2 l Gemüsebrühe
- 1 Knoblauchzehe, zerdrückt
- 1-cm-Stück Ingwerwurzel, fein gehackt
- 225 g chinesische Eiernudeln
- 1 rote Paprika, entkernt und in Streifen
- 85 g tiefgekühlte Erbsen
- 115 g Brokkoliröschen
- 85 g Shiitake-Pilze, in Scheiben
- 2 EL Sesamsaat
- 225 g Wasserkastanien aus der Dose, abgetropft und halbiert
- 225 g Bambussprossen aus der Dose, abgetropft
- 280 g Chinakohl, in Streifen
- 140 g Sojabohnensprossen
- 3 Frühlingszwiebeln, in Ringen
- 1 EL Sojasauce
- Pfeffer

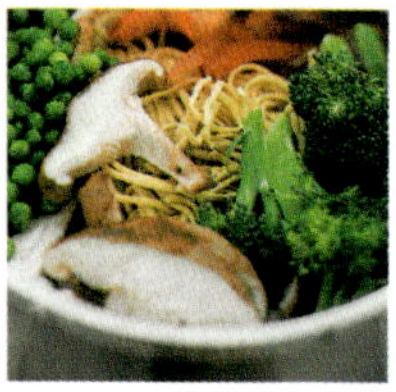
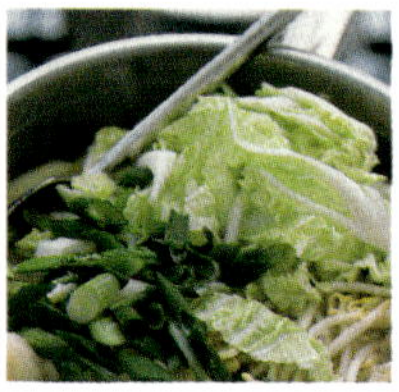
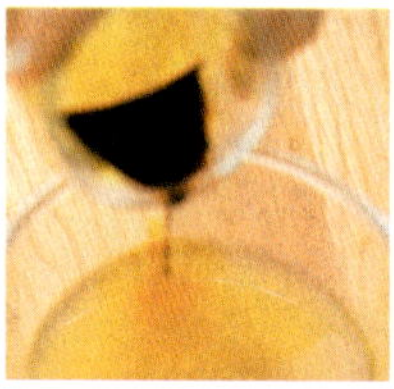

1 Brühe, Knoblauch und Ingwer in einem großen Topf zum Kochen bringen. Nudeln, Paprika, Erbsen, Brokkoli und Pilze zufügen und alles aufkochen. Dann die Hitze reduzieren, abdecken und 5–6 Minuten köcheln lassen, bis die Nudeln gar sind.

2 Unterdessen den Backofengrill auf mittlerer Hitze vorheizen. Die Sesamsaat auf einem Backblech verteilen und unter dem Grill rösten, dabei mehrmals wenden und den Sesam nicht verbrennen lassen. Anschließend in eine kleine Schüssel füllen und beiseite stellen.

3 Wenn die Nudeln gar sind, Wasserkastanien, Bambussprossen, Chinakohl, Bohnensprossen und Frühlingszwiebeln zufügen. Wieder aufkochen, umrühren und weitere 2–3 Minuten gut erhitzen.

4 Vorsichtig 300 ml der Brühe in einen kleinen hitzebeständigen Behälter füllen und beiseite stellen. Die restliche Brühe abseihen, Knoblauch und Ingwer wegwerfe. Nudeln und Gemüse auf 4 angewärmte Servierschalen verteilen. Schnell die Sojasauce mit der abgeseihten Brühe mischen und über die Gemüsenudeln gießen. Mit Pfeffer würzen und sofort servieren.

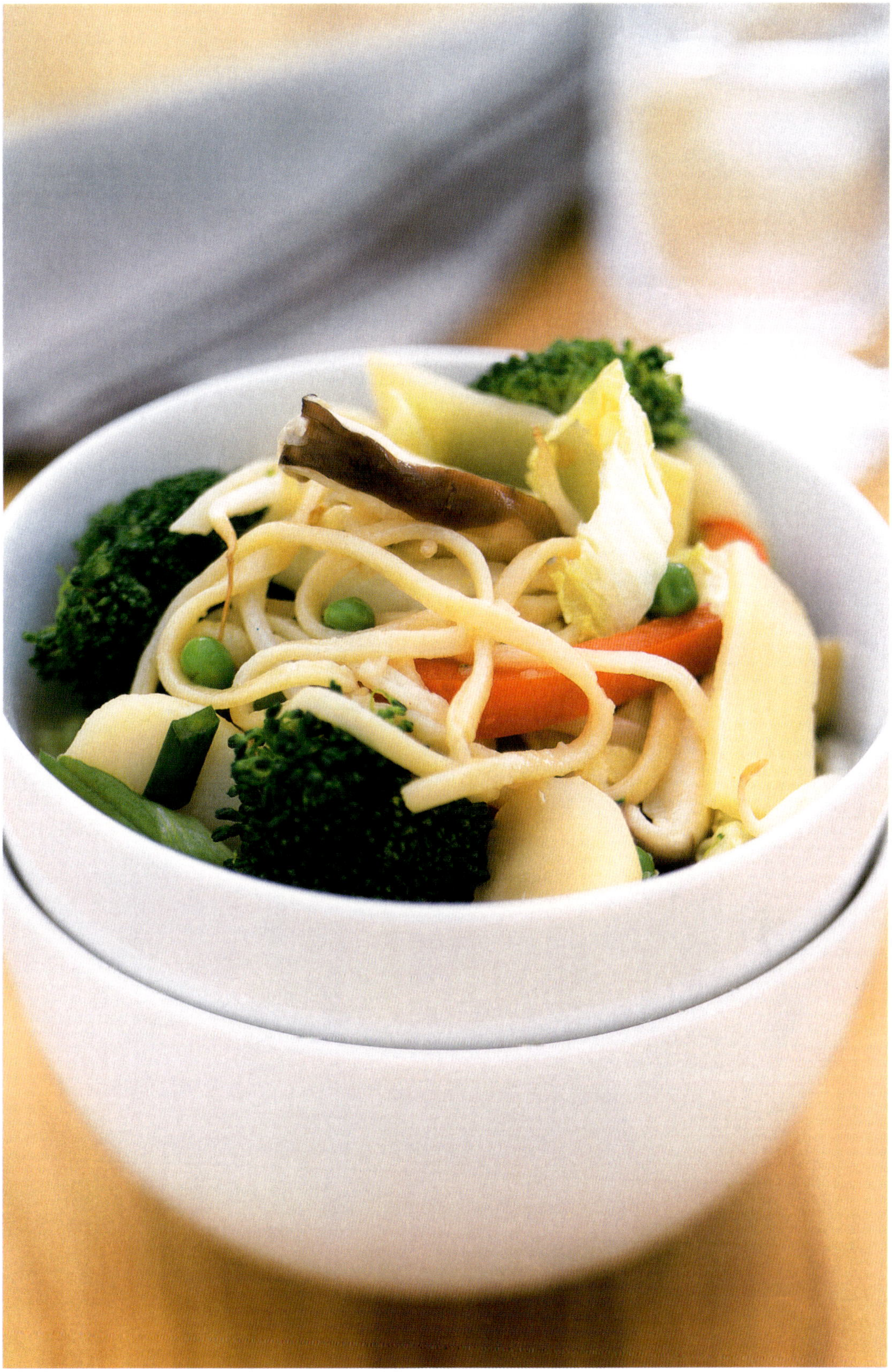

Nährwertangaben

Ingwer verdünnt offenbar das Blut und gleicht den Cholesterinspiegel aus. Es gilt auch als verdauungsfördernd.

Pro Portion

• Kilokalorien	336
• Eiweiß	16 g
• Kohlenhydrate	58 g
• Zucker	4,4 g
• Fett	5,8 g
• davon gesättigt	1 g

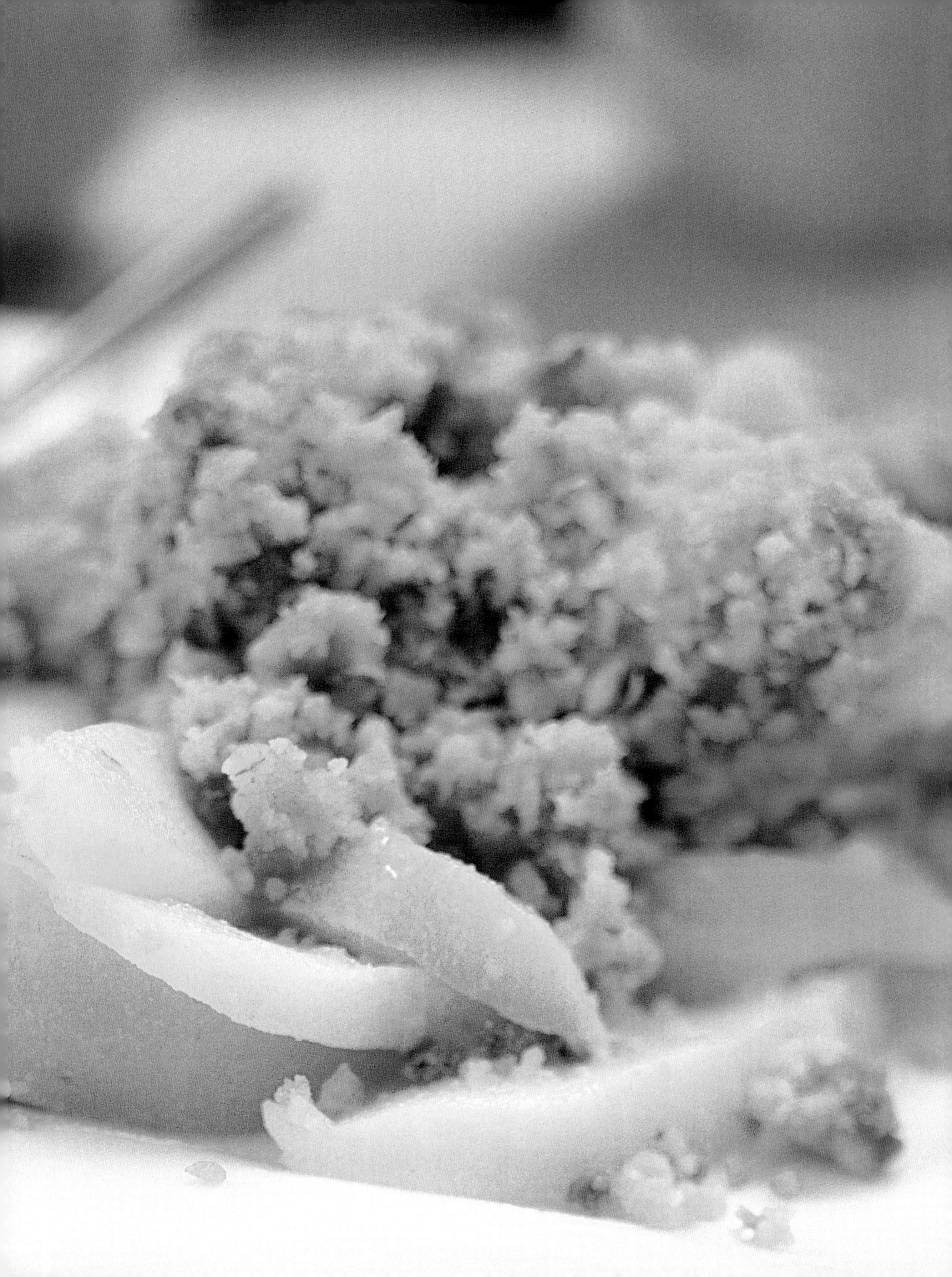

Desserts & Gebäck

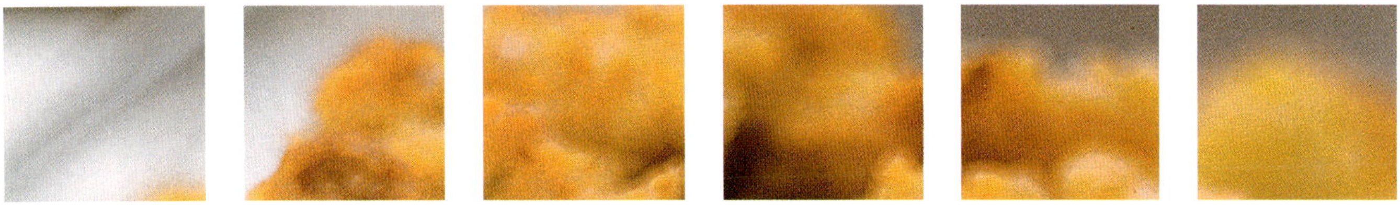

Kuchen und Desserts sind in der Regel wahre Fett- und Zuckerbomben – doch das muss nicht sein. Die Rezepte auf den nächsten Seiten werden Sie schnell davon überzeugen, dass ein geringerer Fett- und Zuckergehalt keineswegs auf Kosten des Genusses gehen muss. Die Schoko-Birnen-Biskuitrolle, der Pfirsich-Apfel-Streusel oder die Mango-Quark-Törtchen sprechen einfach für sich. Und mit Obstdesserts kommen Sie spielend auf die empfohlenen fünf Portionen Obst und Gemüse täglich.

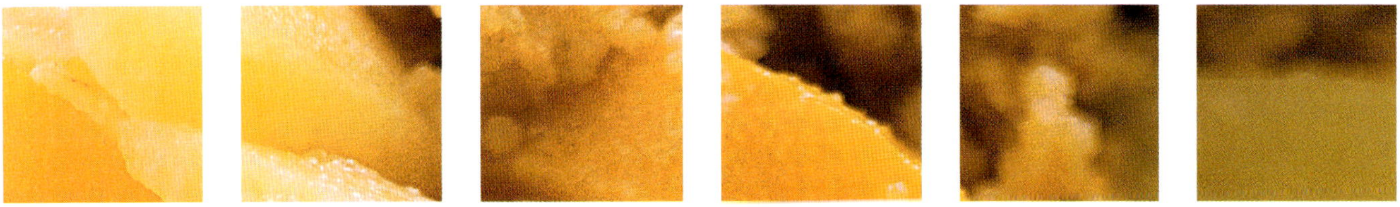

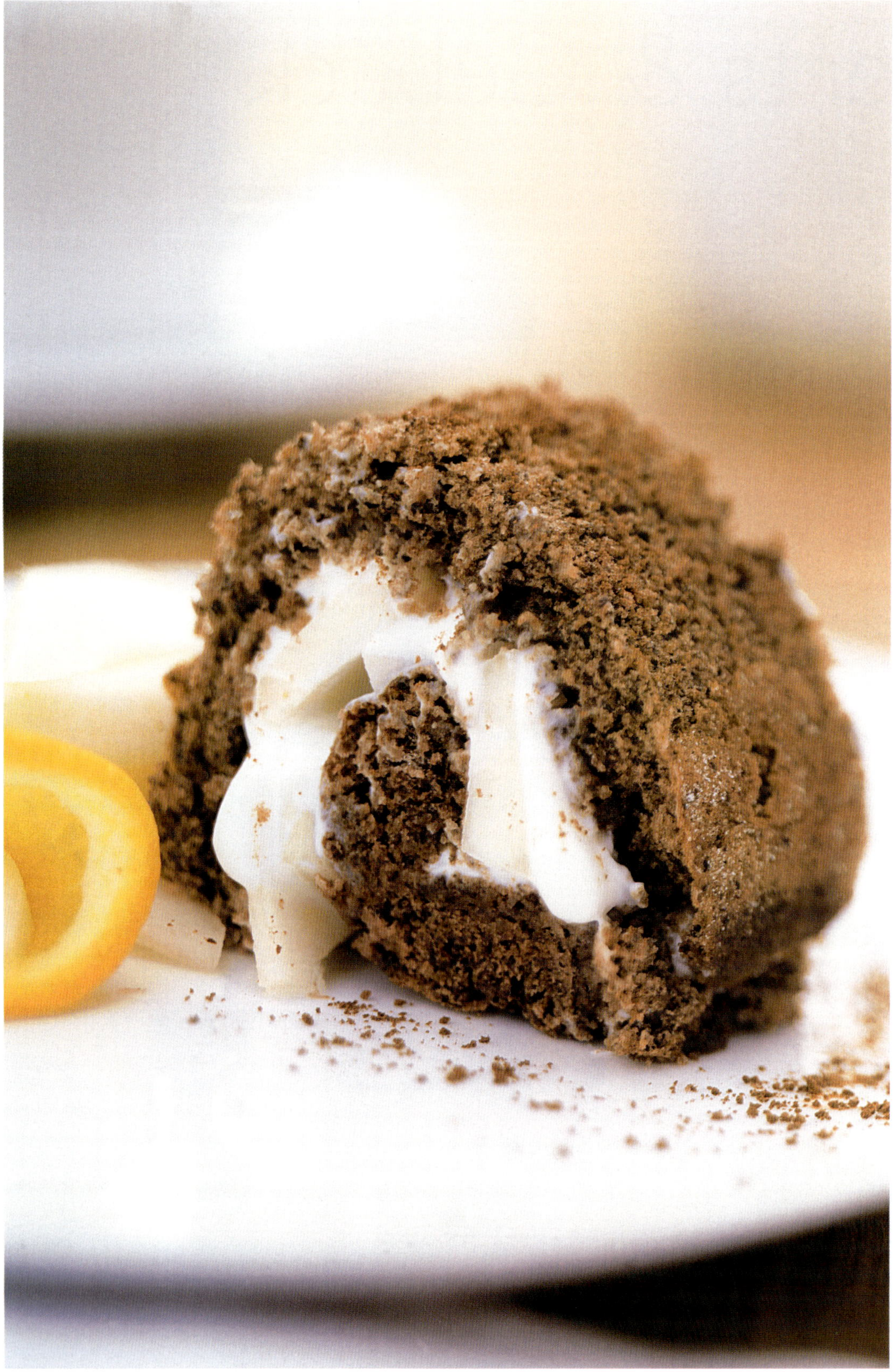

Nährwertangaben

Wenn man ungesüßtes Kakaopulver statt geschmolzener Schokolade verwendet, kann man einen vollen Schokogeschmack ganz ohne den Zusatz von gesättigtem Fett und Zucker erreichen.

Pro Portion

- Kilokalorien 232
- Eiweiß 6,4 g
- Kohlenhydrate 42 g
- Zucker 29 g
- Fett 5,6 g
- davon gesättigt 1,9 g

Für 4–6 Personen

Schoko-Birnen-Biskuitrolle

Zutaten

- Sonnenblumenöl, zum Einfetten
- 40 g Mehl
- 15 g ungesüßtes Kakaopulver, plus 1 TL mehr, zum Bestäuben
- 2 Eier
- 85 g Zucker
- 1 EL heißes Wasser
- 1 Orange, halbiert
- 2 reife Birnen
- 200 g fettarmer Frischkäse

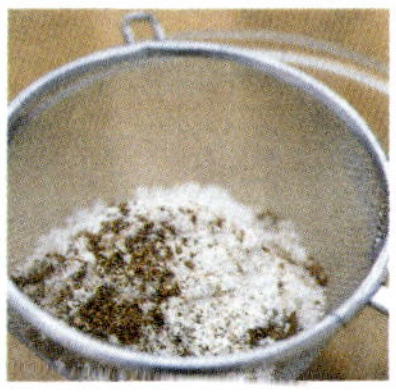

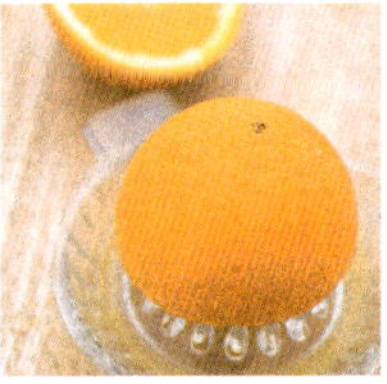

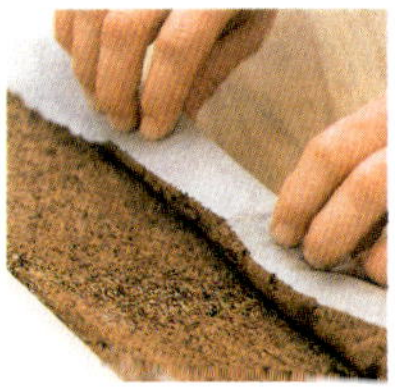

1 Den Backofen auf 200 °C vorheizen. Eine flache Backform (17 cm x 27 cm Seitenlänge) mit Backpapier auslegen und leicht einfetten.

2 Das Mehl und das Kakaopulver in eine Rührschüssel sieben.

3 Eier und Zucker in eine angewärmte hitzebeständige Schüssel geben und verquirlen, bis die Masse hell und steif wird. Mit einem Handrührgerät dauert dies etwa 15 Minuten, bei einem Schneebesen sollte man die Masse im Wasserbad über einem Topf mit heißem, aber nicht kochendem Wasser verquirlen, um den Vorgang zu beschleunigen.

4 Das Mehl vorsichtig mit einem Spatel unter die Eiermasse heben. Das heiße Wasser unterrühren. Die Mischung in die vorbereitete Form füllen, vorsichtig glatt streichen und im Backofen 8–10 Minuten backen, bis ein scharfes Messer beim Einstechen in die Kuchenmitte teigfrei bleibt.

5 Den Biskuit auf Backpapier stürzen, das auf einem sauberen Küchentuch liegt. Das nun oben liegende Backpapier vorsichtig vom Biskuit abziehen und dessen Kanten mit einem scharfen Messer gerade schneiden.

6 Mit dem unteren Backpapier den Biskuit vom kurzen Ende her locker einrollen und auf einem Kuchengitter ganz auskühlen lassen.

7 Unterdessen eine Orangenhälfte über einer Schüssel auspressen. Die Birnen schälen, vierteln und entkernen. In dünne Scheiben schneiden und im Saft wenden, damit sie nicht braun werden. Die zweite Orangenhälfte für die Dekoration in dünne Scheiben schneiden.

8 Die abgekühlte Biskuitrolle vorsichtig wieder aufrollen und mit dem Frischkäse bestreichen, dabei einen Rand von 2,5 cm frei lassen. Die Birnen gut abtropfen lassen. Einige Birnenscheiben fürs Dekorieren beiseite legen, die restlichen auf dem Frischkäse verteilen. Den Biskuit vorsichtig wieder einrollen.

9 Die Rolle mit einem scharfen Messer in Scheiben schneiden und diese auf mit Birnen- und Orangenscheiben dekorierten Tellern anrichten. Mit etwas Kakaopulver bestäuben und sofort servieren. Die Biskuitrolle schmeckt frisch am besten. Reste sollten im Kühlschrank aufbewahrt und innerhalb von 24 Stunden verzehrt werden.

Für 4–6 Personen

Pfirsich-Apfel-Streusel

Zutaten

- 1 Kochapfel
- 2 Tafeläpfel
- 125 ml kaltes Wasser
- 400 g Pfirsichscheiben aus der Dose, abgetropft
- 85 g Mehl
- 55 g zarte Haferflocken
- 55 g brauner Rohrzucker
- 55 g mehrfach ungesättigte Margarine
- Vanillesauce aus entrahmter Milch, fettarmem Frischkäse oder Joghurt, zum Servieren

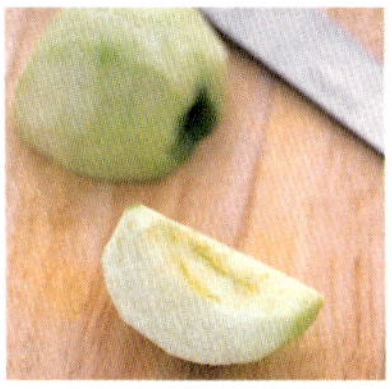
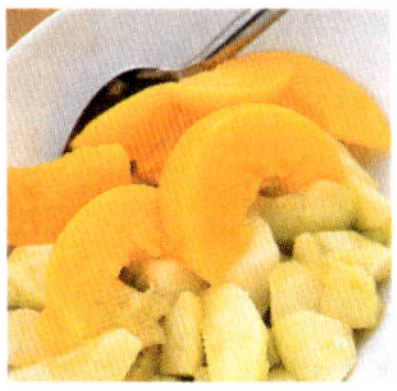
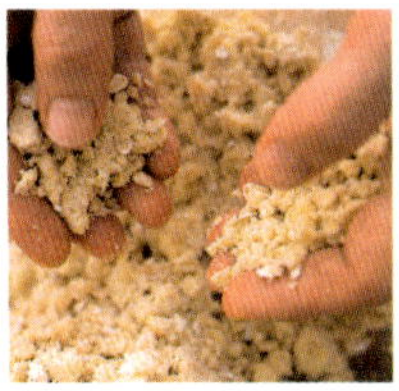

Nährwertangaben

Der in Äpfeln enthaltene Ballaststoff Pektin hilft bei der Entgiftung des Körpers. Äpfel besitzen zudem viel Kalium, das das Herz stützt.

Pro Portion

• *Kilokalorien*	*315*
• *Eiweiß*	*3,4 g*
• *Kohlenhydrate*	*54 g*
• *Zucker*	*32 g*
• *Fett*	*9,9 g*
• *davon gesättigt*	*1,8 g*

1 Den Backofen auf 190 °C vorheizen. Die Äpfel schälen, entkernen und in Scheiben schneiden, dann mit dem Wasser in einen kleinen Topf geben. Zum Kochen bringen, die Hitze reduzieren, abdecken und unter gelegentlichem Rühren 4–5 Minuten weich, aber noch bissfest köcheln lassen. Anschließend vom Herd nehmen und abgießen. Die abgetropften Pfirsichscheiben unter die Äpfel mengen und die Früchte in eine Auflaufform (1 l Inhalt) füllen.

2 Unterdessen Mehl, Haferflocken und Zucker in einer Rührschüssel mischen. Die Margarine mit den Fingerspitzen in die Mehlmischung reiben, bis feine Streusel entstehen.

3 Die Streusel gleichmäßig über die Früchte verteilen und die Masse im Backofen 20 Minuten goldbraun backen. Mit warmer Vanillesauce servieren. Dieses Dessert schmeckt frisch am besten, Reste sollten in einem luftdichten Behälter aufbewahrt und innerhalb von 24 Stunden verzehrt werden.

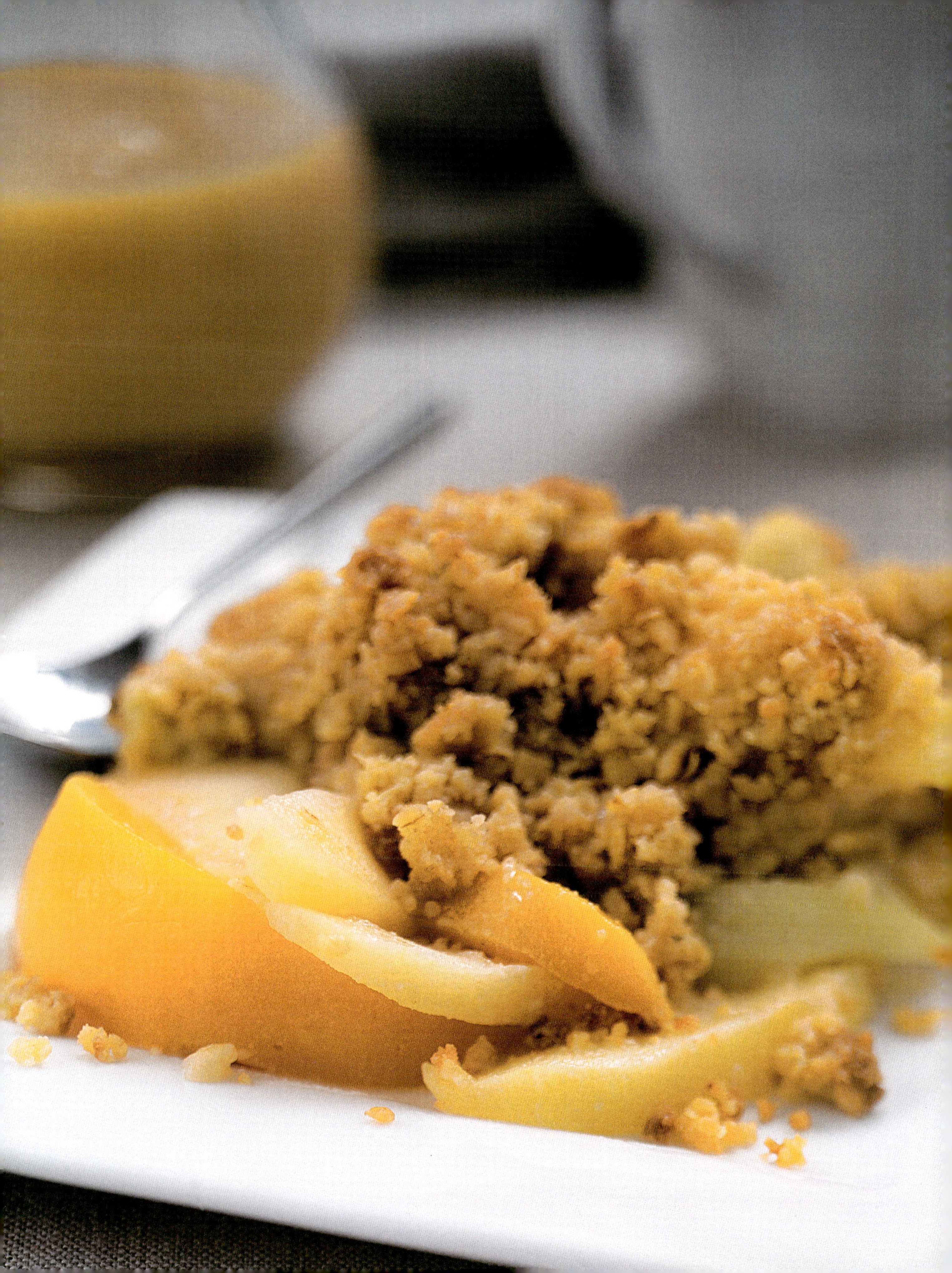

Für 4 Personen

Blaubeertraum

Zutaten

25 g Vanillesaucenpulver
300 ml entrahmte oder fettarme Milch
2 EL Zucker
150 g frische oder tiefgekühlte Blaubeeren, letztere aufgetaut
200 g fettarmer Frischkäse

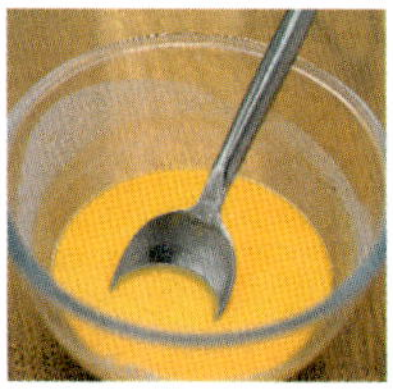
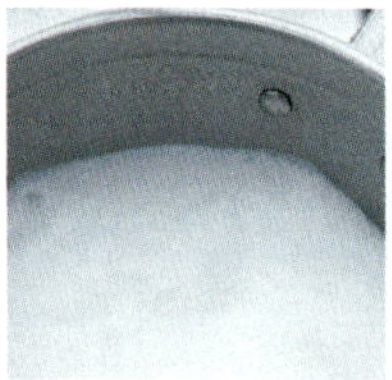
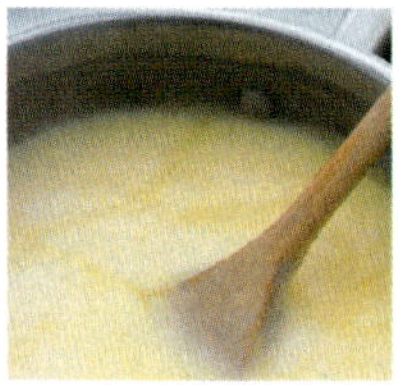

1 Das Vanillesaucenpulver mit 50 ml Milch in einer hitzebeständigen Schüssel mischen. Die restliche Milch in einem kleinen Topf zum Kochen bringen und unter Rühren zum angerührten Pulver gießen. Die Sauce in den Topf geben und unter ständigem Rühren andicken lassen. Dann in eine Schüssel füllen und mit Zucker bestreuen, damit sich keine Haut bildet. Abdecken und ganz auskühlen lassen.

2 12 Blaubeeren für die Dekoration beiseite legen. Die restlichen mit der Vanillesauce in der Küchenmaschine glatt pürieren.

3 Den Frischkäse und die Blaubeermischung schichtweise auf 4 Gläser verteilen. Mit den zurückbehaltenen Blaubeeren dekorieren und sofort servieren.

Nährwertangaben

Blaubeeren sind reich an Vitamin C, ein Antioxidans, das das Immunsystem stärkt. Sie enthalten auch Anthocyanine – Pflanzenstoffe, die das Herz gesund halten.

Pro Portion

- *Kilokalorien* 133
- *Eiweiß* 5,9 g
- *Kohlenhydrate* 22 g
- *Zucker* 20,6 g
- *Fett* 2,8 g
- *davon gesättigt* 1,5 g

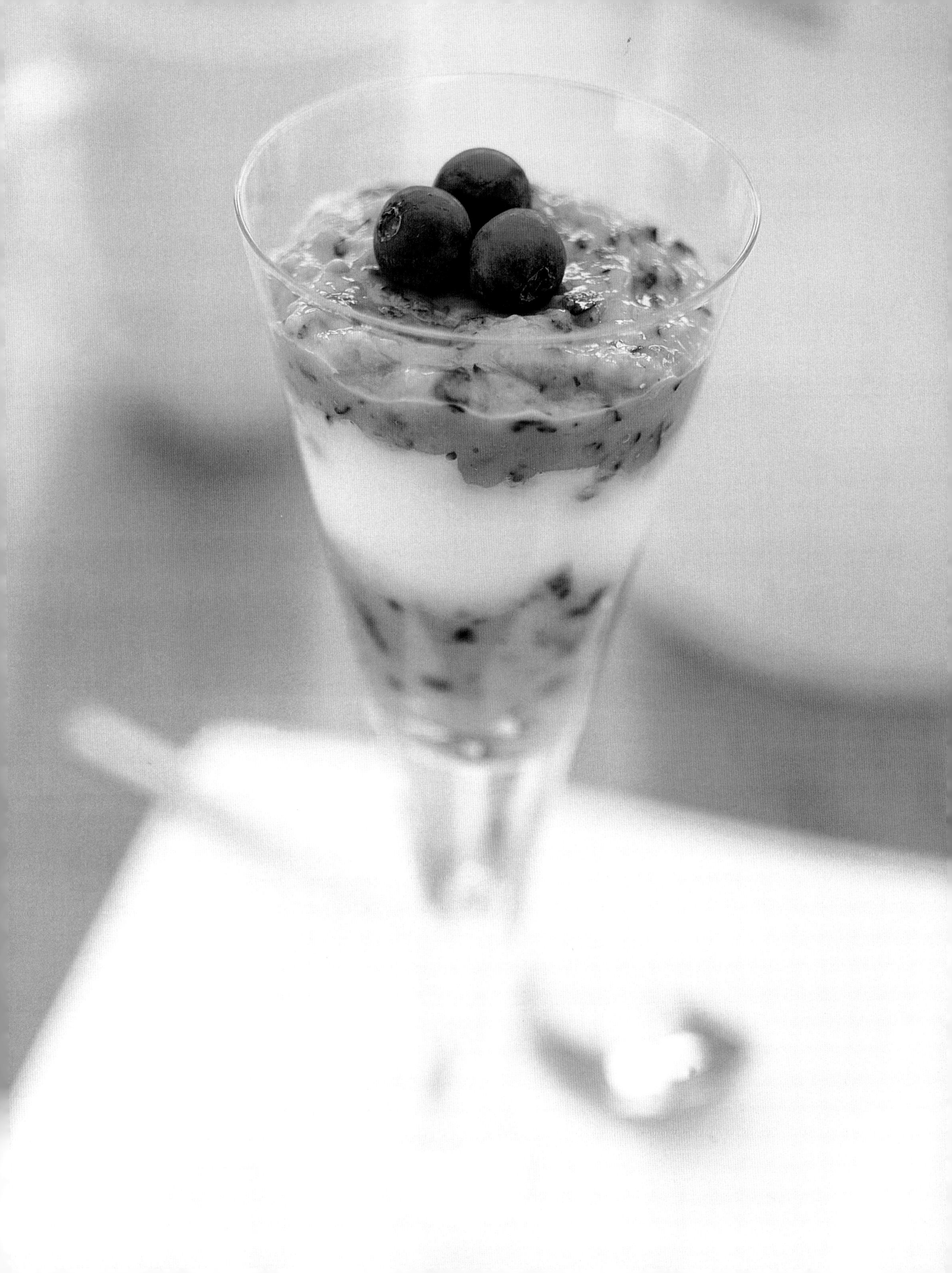

Für 4 Personen

Exotischer Fruchtcocktail

Nährwertangaben
Das in Ananas reichlich enthaltene Bromelain gilt als blutdrucksenkend und schützt das Herz vor Erkrankungen.

Pro Portion

- *Kilokalorien* 152
- *Eiweiß* 2 g
- *Kohlenhydrate* 38 g
- *Zucker* 31,4 g
- *Fett* 0,9 g
- *davon gesättigt* 0,1 g

Zutaten

2 Orangen

2 große Passionsfrüchte

1 Ananas

1 Granatapfel

1 Banane

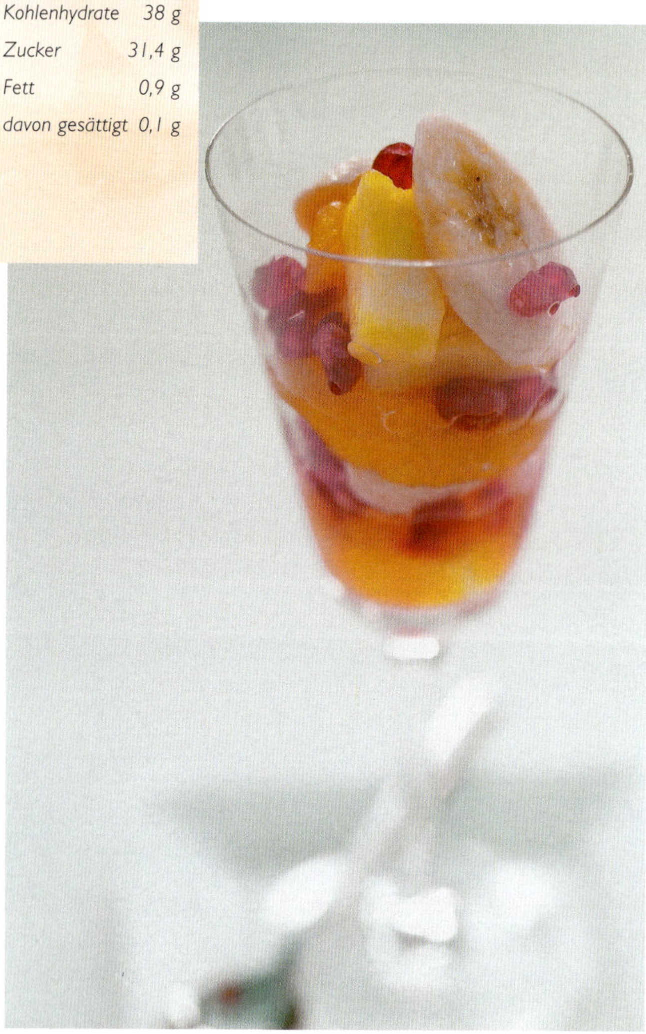

1 1 Orange halbieren, auspressen und den Saft ohne Kerne in eine Schüssel geben. Mit einem scharfen Messer Schale und weiße Haut von der zweiten Orange entfernen. Über einer Schüssel vorsichtig filetieren und den Saft auffangen. Alle Kerne entfernen.

2 Die Passionsfrüchte halbieren, das Fleisch in ein Kunststoffsieb löffeln und mit dem Löffel durch das Sieb streichen. Die Kerne entfernen.

3 Die Ananas mit einem scharfen Messer schälen und längs vierteln. Den holzigen Mittelteil wegschneiden. Das Fruchtfleisch in Stücke schneiden und zur Orangen-Passionsfrucht-Mischung geben. Abdecken und kalt stellen, wenn Sie den Cocktail nicht sofort servieren.

4 Den Granatapfel vierteln und die Kerne mit den Fingern oder einem Löffel vorsichtig heraustrennen. Abdecken und bis zum Servieren kalt stellen – nicht zu früh zu den anderen Früchten geben, da die Kerne sonst abfärben.

5 Vor dem Servieren die Banane schälen, mit den Granatapfelkernen zu den Früchten geben und alles gut vermengen. Sofort servieren.

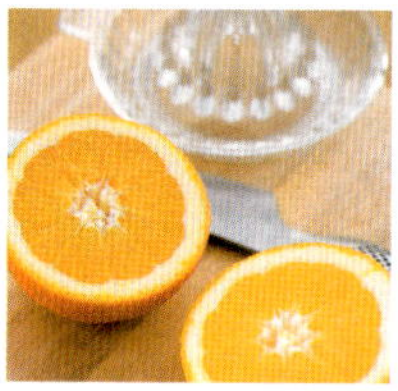

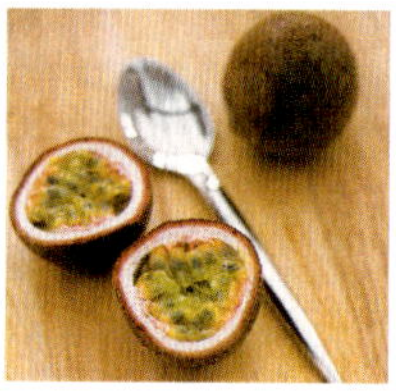

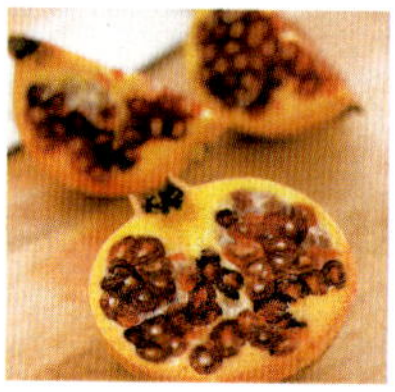

Für 4 Personen

Karamellisierte Zimtorangen

Zutaten

4 große Orangen
1 TL Zimt
1 EL brauner Rohrzucker

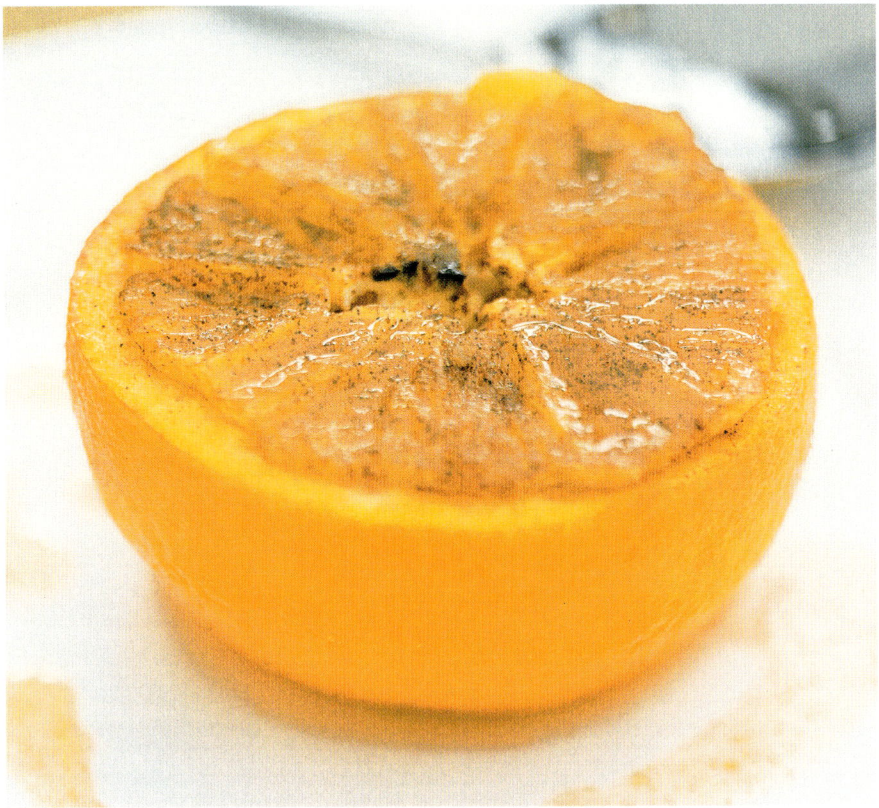

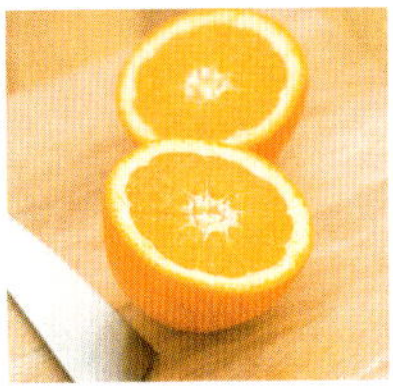

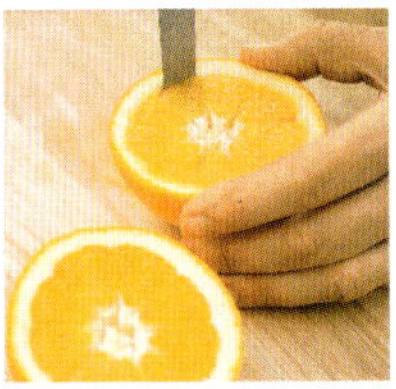

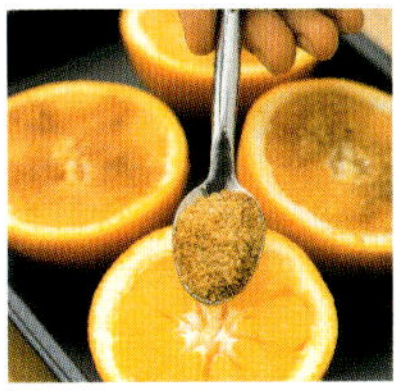

1 Den Backofengrill auf hoher Hitze vorheizen. Die Orangen halbieren und alle Kerne entfernen. Mit einem scharfen Messer oder einem Grapefruitlöffel das Fleisch vorsichtig von der äußeren Schale lösen, aber nicht herausnehmen. Dann die einzelnen Fruchtsegmente in mundgerechte Stücke schneiden, die später einfach herauszulösen sind.

2 Die Orangenhälften mit der Schnittseite nach oben in eine flache Auflaufform legen. Zimt und Zucker in einer kleinen Schüssel mischen und gleichmäßig über die Orangen verteilen. Diese 3–5 Minuten unter dem Grill backen, bis der Zucker karamellisiert und goldbraune Blasen wirft. Sofort servieren.

Nährwertangaben

Zimt wird in der asiatischen Medizin schon lange als Mittel genutzt, um hohen Blutdruck zu senken und niedrigen Blutdruck anzuregen.

Pro Portion

• *Kilokalorien*	*72*
• *Eiweiß*	*1,2 g*
• *Kohlenhydrate*	*18 g*
• *Zucker*	*14,7 g*
• *Fett*	*0,2 g*
• *davon gesättigt*	*0,02 g*

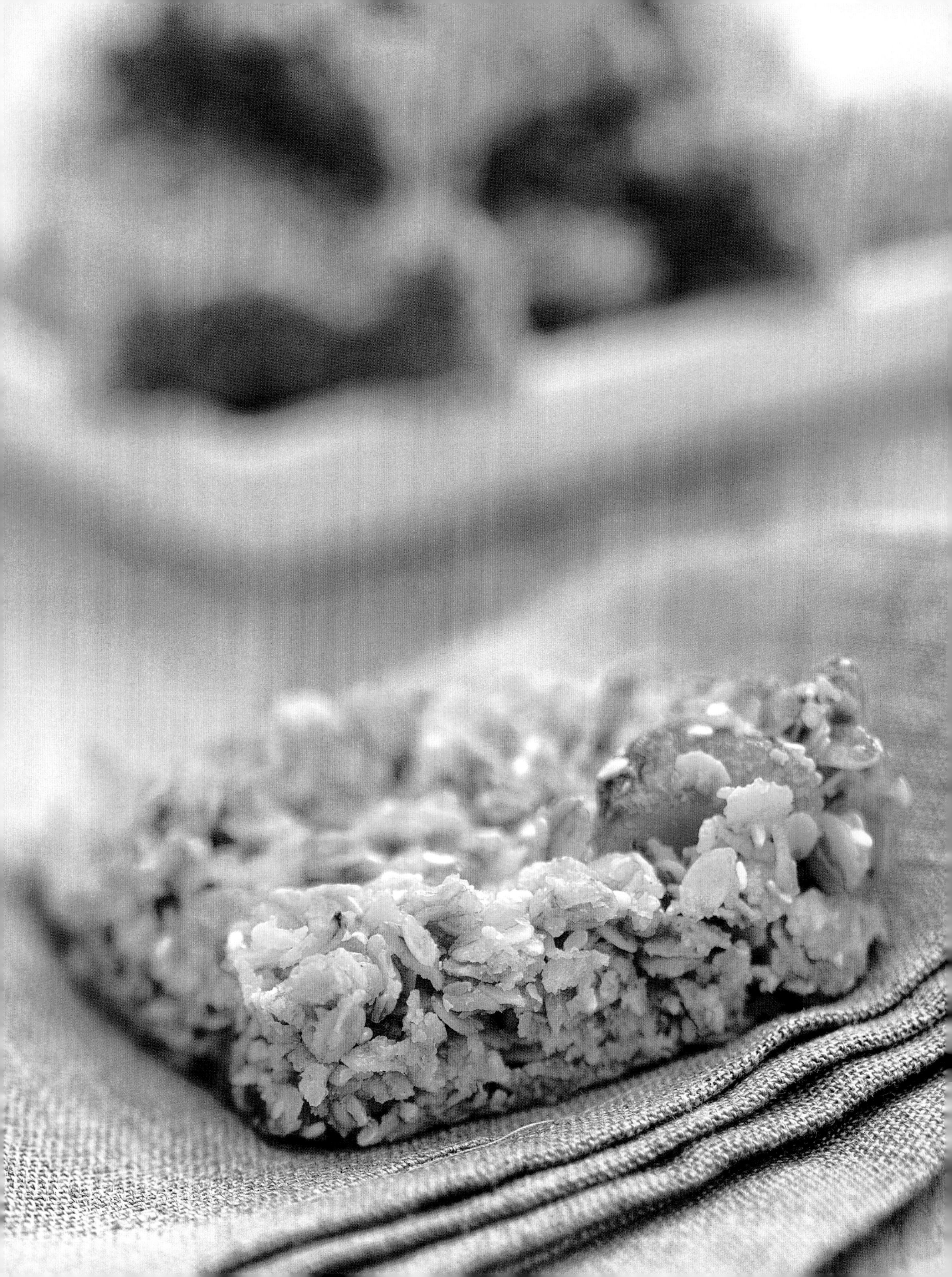

Ergibt 10 Stück

Aprikosen-Müslischnitten

Zutaten

Sonnenblumenöl, zum Einfetten
175 g Margarine
85 g brauner Rohrzucker
55 g klarer Honig
140 g getrocknete Aprikosen, gehackt
2 TL Sesamsaat
225 g zarte Haferflocken

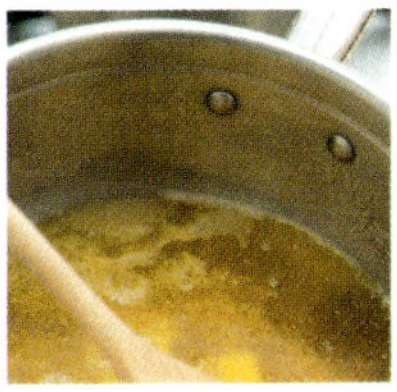

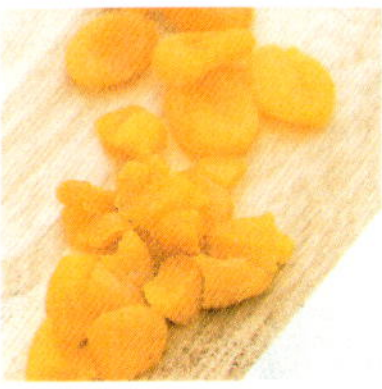

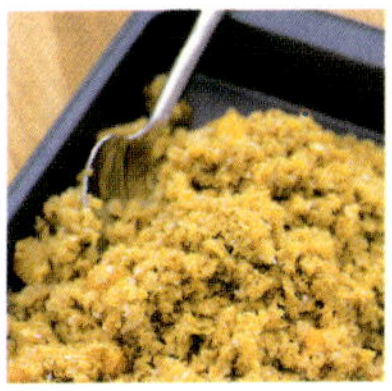

1 Den Backofen auf 180 °C vorheizen. Eine flache Auflaufform (26 cm x 17 cm Seitenlänge) leicht einfetten.

2 Margarine, Zucker und Honig in einem kleinen Topf bei geringer Hitze schmelzen, dabei nicht kochen. Wenn die Zutaten warm und gut gemischt sind, Aprikosen, Sesamsaat und Haferflocken einrühren.

3 Die Mischung in die vorbereitete Auflaufform füllen und mit einem Löffelrücken glatt streichen. Im Backofen 20–25 Minuten goldbraun backen, dann herausnehmen, in 10 Stücke schneiden und in der Form ganz auskühlen lassen. Aus der Form nehmen und innerhalb von 2 bis 3 Tagen verzehren.

Nährwertangaben

Haferflocken setzen ihre Energie nur langsam frei. Sesamsaat enthält Omega-Fettsäuren, die positiv auf das Herz und die Cholesterinwerte wirken.

Pro Portion

- *Kilokalorien* 293
- *Eiweiß* 3,6 g
- *Kohlenhydrate* 34 g
- *Zucker* 20 g
- *Fett* 16,5 g
- *davon gesättigt* 2,9 g

Ergibt einen 450-g-Laib

Duftendes Rosinenbrot

Zutaten

- Sonnenblumenöl, zum Einfetten
- 40 g Kleieflocken
- 115 g Rosinen
- 85 g brauner Rohrzucker
- 300 ml entrahmte oder fettarme Milch
- 200 g Mehl
- 2 TL Backpulver
- Tee oder frisch gepresster Orangensaft, zum Servieren

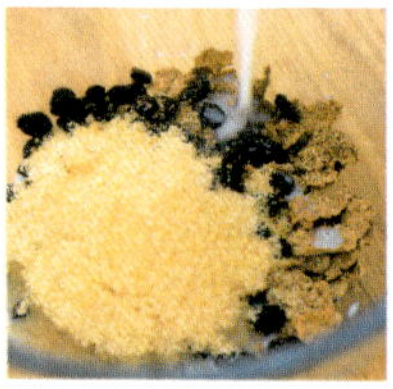

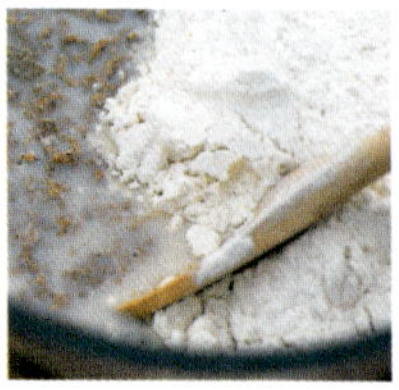

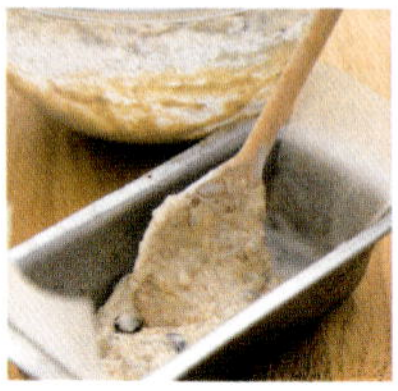

1 Eine Kastenform (450 g Inhalt) leicht einfetten und den Boden mit Backpapier auslegen.

2 Kleieflocken, Rosinen, Zucker und Milch in eine Rührschüssel geben, abdecken und mindestens 1 Stunde im Kühlschrank ziehen lassen, bis die Kleieflocken durchweicht sind und die Rosinen sich mit Milch vollgesogen haben. Die Mischung kann auch über Nacht eingeweicht werden.

3 Den Backofen auf 190 °C vorheizen. Mehl und Backpulver mit den eingeweichten Zutaten gut verrühren und den Teig in die Kastenform füllen. Das Brot im Backofen 40–45 Minuten backen, bis ein in die Mitte gestochenes scharfes Messer teigfrei bleibt. Anschließend in der Form auf einem Kuchengitter auskühlen lassen.

4 Das abgekühlte Brot aus der Form nehmen und vom Backpapier befreien. In Scheiben geschnitten mit Tee oder frisch gepresstem Orangensaft servieren. Brotreste in einem luftdichten Behälter aufbewahren und innerhalb von 2 bis 3 Tagen verzehren.

Nährwertangaben

Schon 1 Esslöffel getrocknete Früchte ergibt eine der empfohlenen fünf Portionen Obst und Gemüse pro Tag.

Pro Portion

- *Kilokalorien* 156
- *Eiweiß* 3,5 g
- *Kohlenhydrate* 34 g
- *Zucker* 16,6 g
- *Fett* 1,3 g
- *davon gesättigt* 0,5 g

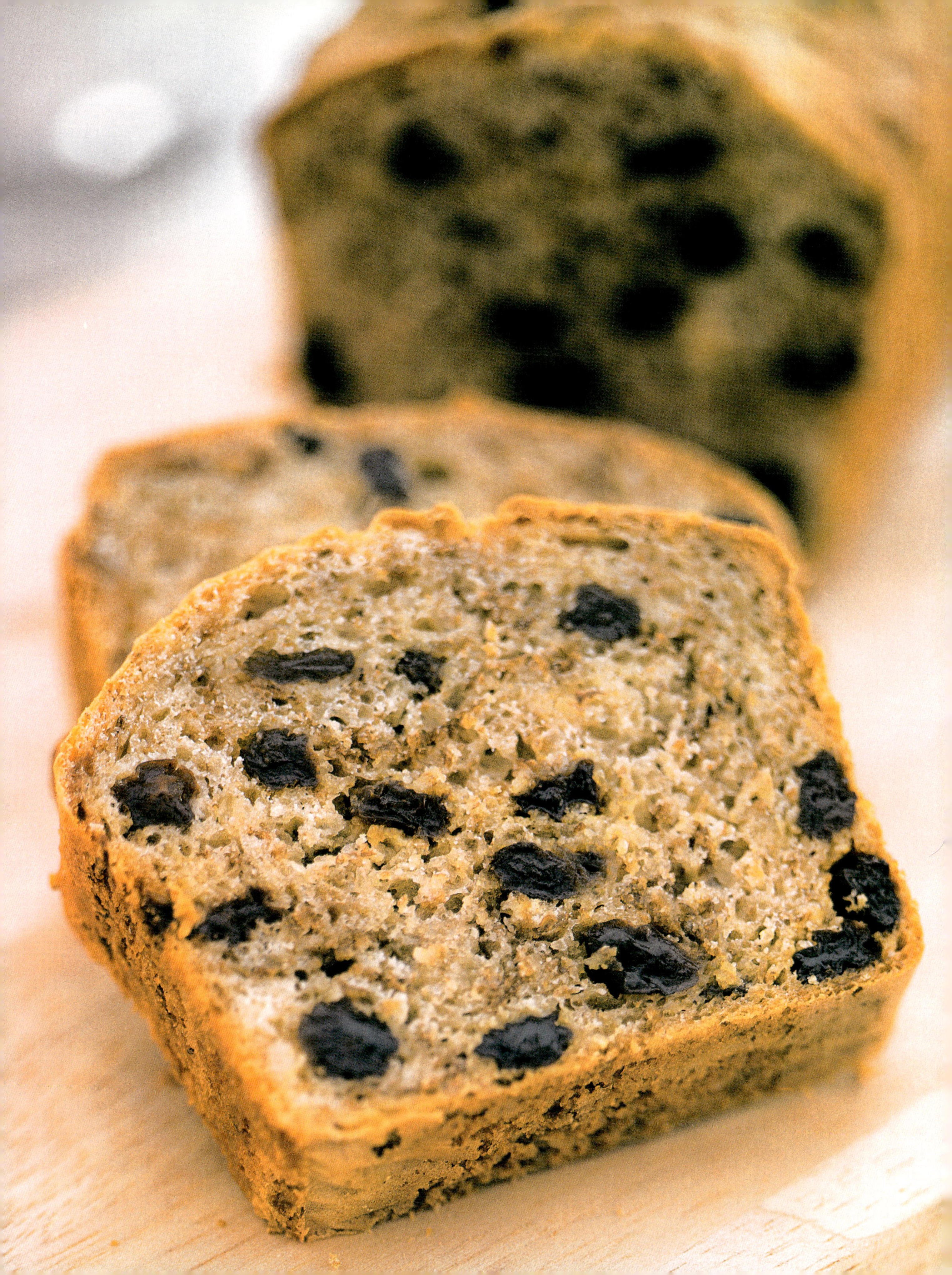

Für 4 Personen

Mango-Quark-Törtchen

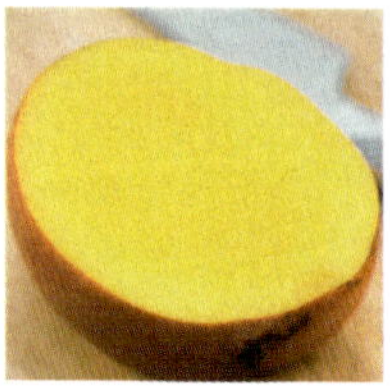

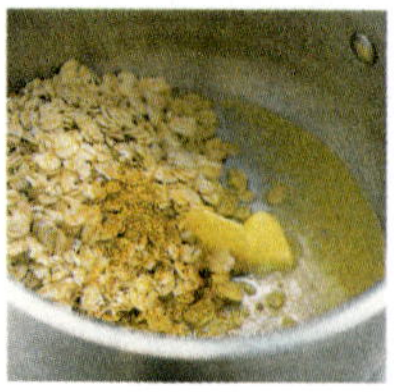

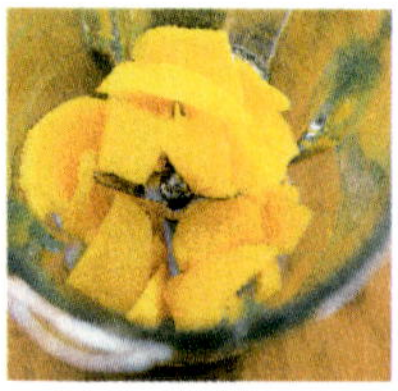

Zutaten

- Sonnenblumenöl, zum Einfetten
- 25 g mehrfach ungesättigte Margarine
- 1/2 TL Ingwerpulver
- 55 g zarte Haferflocken
- 1 große reife Mango, ca. 600 g
- 250 g Magerquark
- 100 g fettarmer Frischkäse
- 12 Himbeeren, zum Dekorieren (nach Belieben)

1 Seiten und Böden von 4 Ramequin-Formen (150 ml Inhalt) mit Backpapier auslegen und leicht einfetten.

2 Die Margarine in einem kleinen Topf bei geringer Hitze zerlassen, vom Herd nehmen, Ingwer und Haferflocken gut unterrühren und das Ganze abkühlen lassen.

3 Die Mango mit einem scharfen Messer längs beidseits des Steins durchschneiden. Schälen, das Fruchtfleisch rund um den Stein lösen und diesen herausschneiden. Das Mangofleisch in Stücke schneiden und 115 g beiseite stellen. Den Rest in der Küchenmaschine oder mit dem Pürierstab glatt pürieren, dann in eine kleine Schüssel geben.

4 Quark und Frischkäse gut abtropfen lassen und mit Gabel oder Löffel in einer Schüssel verrühren. Die zurückbehaltenen Mangostücke fein hacken und mit 1 Esslöffel des Mangopürees unter die Quarkmischung rühren. Diese auf die Formen verteilen und mit einem Löffelrücken glatt streichen. Darauf die Haferflockenmischung verteilen und die Törtchen mindestens 3 Stunden im Kühlschrank fest werden lassen. Das Mangopüree abdecken und kalt stellen.

5 Zum Servieren die Törtchen zunächst mit einem Messer vorsichtig vom Rand der Formen lösen. Da die Haferflockenmischung sehr krümelig ist, einen Teller auf jeweils 1 Form legen, dann das Törtchen auf den Teller stürzen. Vorsichtig die Form ablösen und das Backpapier entfernen. Etwas Mangopüree neben jedes Törtchen setzen und jedes nach Belieben mit je 3 Himbeeren krönen. Sofort servieren.

Nährwertangaben

Mangos sind reich an Ballaststoffen, Betakarotin und Vitamin C. Sie gelten auch als verdauungsfördernd und blutreinigend.

Pro Portion

- *Kilokalorien 259*
- *Eiweiß 14 g*
- *Kohlenhydrate 23 g*
- *Zucker 11,7 g*
- *Fett 12 g*
- *davon gesättigt 3,8 g*

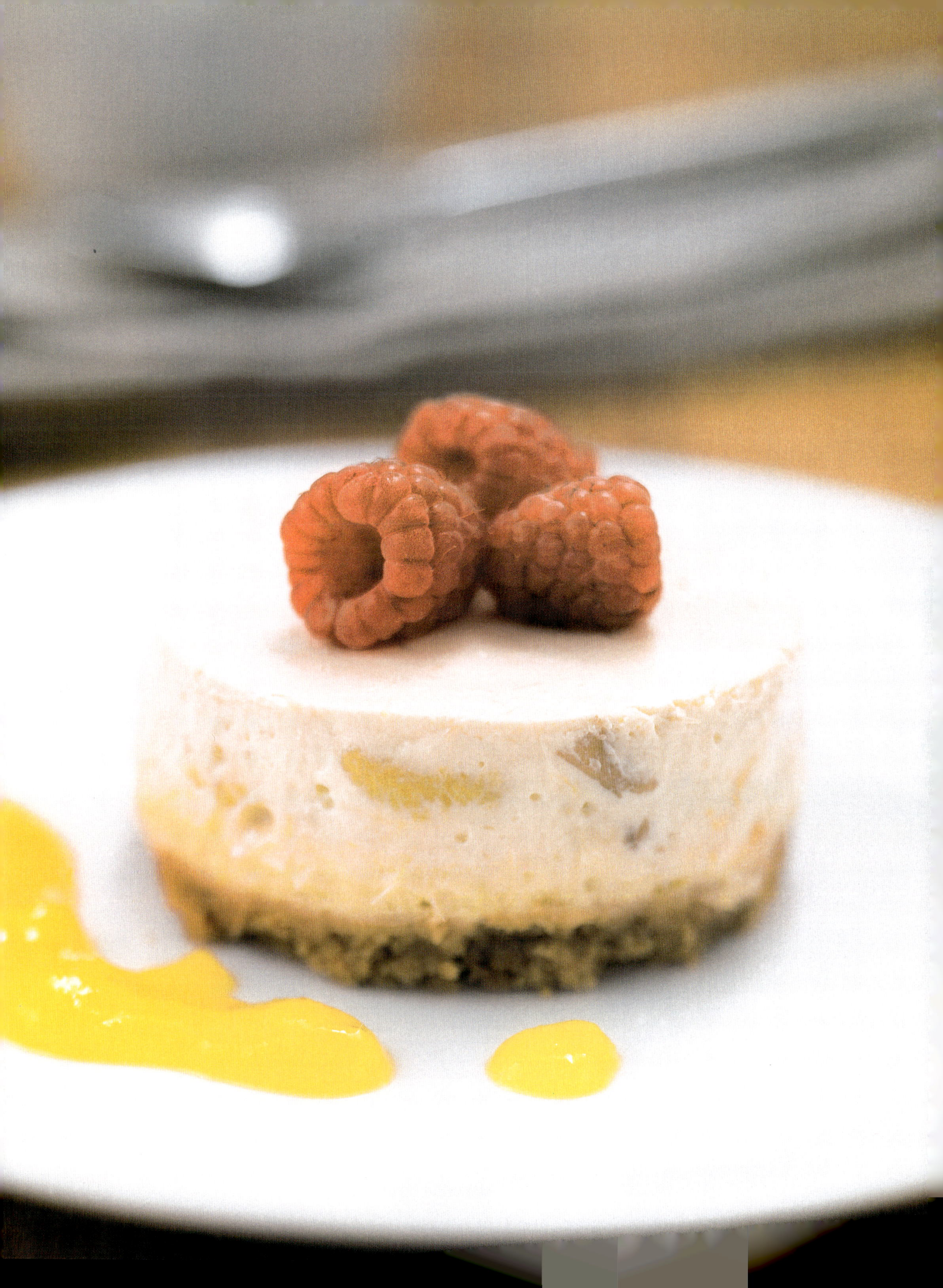

Register